筋膜系統伸展全書

自分でできる！

筋膜リリース
パーフェクトガイド

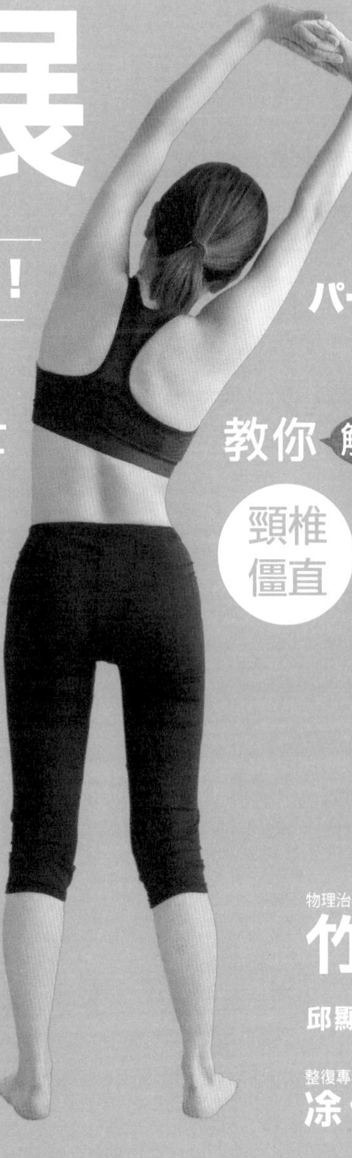

日本筋膜博士 教你解決

下肢浮腫　小腹凸出　頸椎僵直　腰酸背痛　慢性疲勞

物理治療師｜醫學博士｜筋膜博士
竹井仁 ◎著

邱顯惠 ◎譯

整復專科主治醫師
凃俐雯 ◎審訂

前言

人出生之後就立刻開始奮鬥。

這是為了擁有健康成長人生的奮鬥。

把這個戰鬥稱為「與歪斜筋膜的奮鬥」，應該一點也不為過吧。

在身體各種發展過程中，要採取正確的姿勢，學習正確的運動模式，將柔軟度和肌力肌耐力的平衡保持在最佳狀態，並健康地成長，真的是非常不容易的事。

姿勢的不對稱和運動模式的習性，可說是反映至今為止人生的一面鏡子。

當我們回顧過往人生時，想想這些情況：

- 頭髮是從哪一邊分線？
- 盤腿而坐時，是習慣左側大腿先坐，還是右側大腿？
- 通常是盤腿？還是跪坐但雙腳放在臀部兩側，臀部直貼地面呢？
- 睡覺的姿勢是習慣仰睡，還是側躺呢？

・翹腳時，左腳和右腳，哪一隻在上面？
・坐在餐桌前，自己的座位和電視之間的位置關係如何？
・使用智慧型手機或打電動時，會駝背嗎？
・坐在電車上時，臀部會往前滑動嗎？
・工作時的坐姿或站姿是採取怎樣的姿勢？
・站立時，會把哪一隻腳往前伸？
・肩背包是背在右肩還是左肩？

以及，

・你曾經受過傷嗎？

……諸如此類的各種因素，形成現在的你。

如果在孩童時期接受了正確的指導……如果在青年時期有注意到自己的習慣，有努力修正的話……如果在成年期有注意到身體不適的狀況，也知道治療方法……

如果事到如今不算晚，很想努力看看，也想指導自己的小孩。

在這些念頭上成為助力的方法，就是筋膜伸展。

一起來親身體驗筋膜伸展吧！

目錄

Chapter 15 改善浮腫的筋膜伸展 183

Chapter 16 對筋膜有益的生活習慣 191

Chapter

1

何謂「筋膜」？

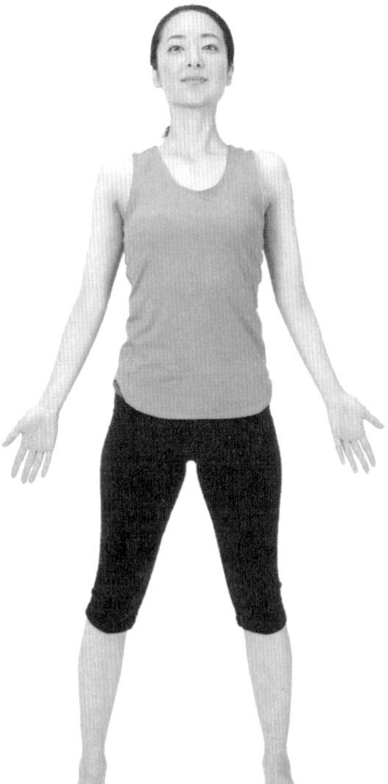

「筋膜」一詞最近開始突然在電視或雜誌等媒體中頻繁出現。

我自己是從一九九五年開始，在日本陸續向社會大眾介紹筋膜的重要性與治療方法，不過我記得一開始的注目度很低。大約十年前的時候，我曾在電視上介紹筋膜，之後並介紹過幾次，但當時的社會大眾還沒有注意到筋膜的重要性，我記得迴響並不高。

可想而知是理所當然的，筋膜的相關研究真正出現飛躍性的發展，大概是從四十年前開始的。

筋膜在醫學界被讚譽為「灰姑娘故事」，現在則稱為「超級巨星」。在日本，大眾對於筋膜的關注已提高，現在一般民眾逐漸知道「筋膜」一詞。

但是，很遺憾的是，很多人並不瞭解筋膜的真正意思，在民間療法中，甚至還盛行「撥筋膜」這種錯誤方法。

如果正確理解筋膜的意思，應該就會知道筋膜不能勉強撥開，「放鬆（伸展）」筋膜才是正確方法。

那麼，現在就讓我來說明何謂「筋膜」吧！

何謂「筋膜」？

筋膜在英文中寫為「Fascia」，而「Fascia」的日文翻譯是「膜」（日語讀音：Maku／中譯：膜）或「筋膜」（日語讀音：Kinmaku／中譯：筋膜）。

日文的「膜」，除了筋膜以外，還包含韌帶、關節囊、腱膜、包覆內臟堅韌器官的外膜、支持帶、脊髓硬膜、大腦鐮、小腦鐮、小腦天幕等各種組織。日文的「筋膜」，則是指淺層筋膜・深層筋膜（腱膜筋膜）・肌外膜・肌束膜・肌內膜這五種。日文提到「筋膜」時，有時英文也會譯為「Myofascia」，這正是狹義的筋膜定義。

所謂的「筋膜」，就如同字面上的意思，是包覆肌肉的膜層，深入於一根一根的肌纖維之中。

此外，也連結著內臟的漿膜下筋膜（胸膜、心包膜、腹膜的纖維層）。因為這些筋膜遍佈全身，所以若將筋膜以外的部分溶解，還是會留下身體的形狀，因此筋膜又稱為「第二骨骼」，是身體中非常重要的存在。

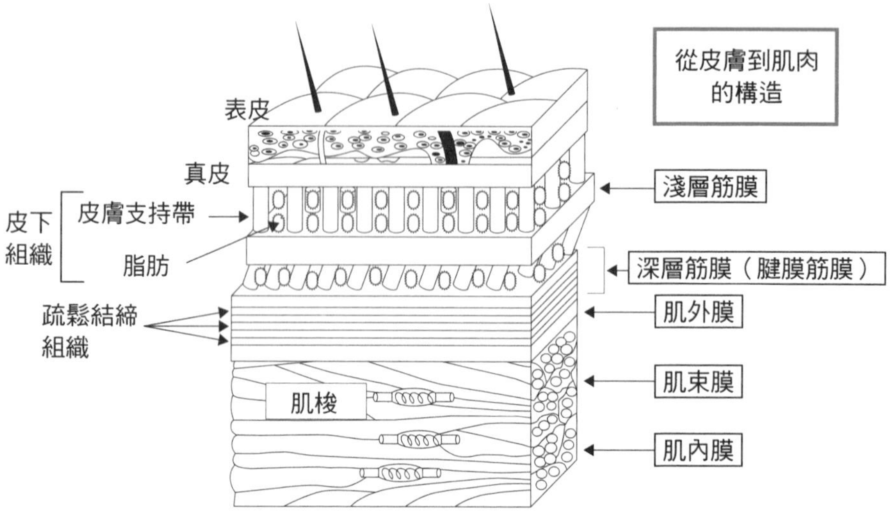

從皮膚到肌肉的構造

主要的筋膜，以深淺部位可分為皮膚下方皮下組織中的淺層筋膜，和包覆在肌肉上方，好像緊身衣一樣的深層筋膜。在肌肉部分則可分為肌肉表面薄薄的肌外膜（平均厚度：297μm（微米））深入肌肉中，和包覆肌束且深入肌束的肌束膜，再加上包覆一根一根肌纖維的肌內膜所構成（上圖）。

淺層筋膜位於皮下組織的脂肪層之中，可以往所有方向移動（左圖）。因為這個部位同時存在著微淋巴管，所以皮膚和淺層筋膜的順暢滑動，也有防止浮腫的作用。

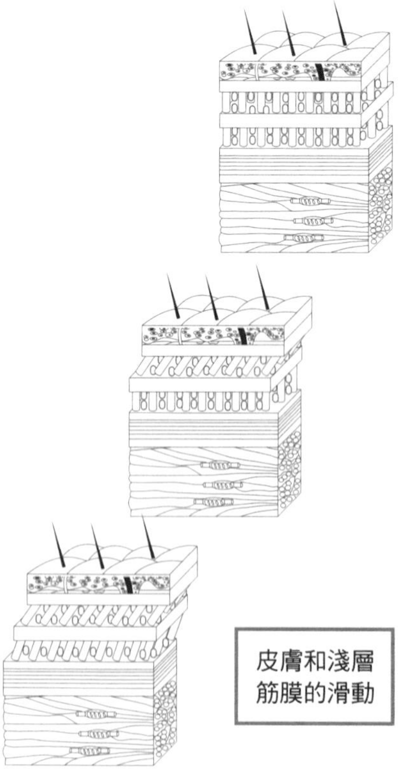

皮膚和淺層筋膜的滑動

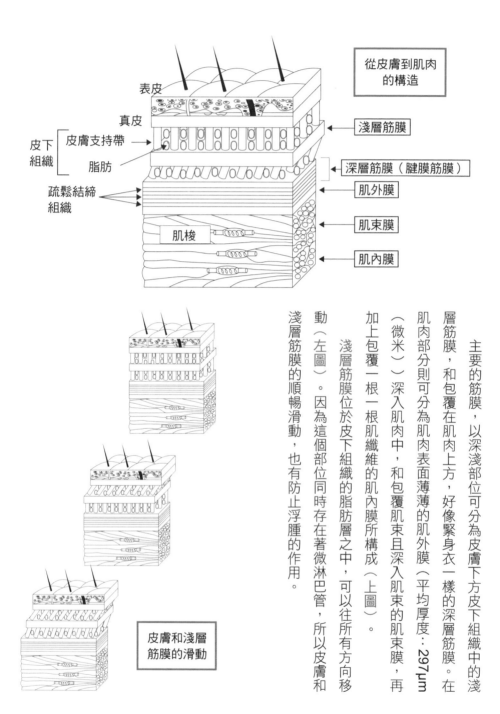

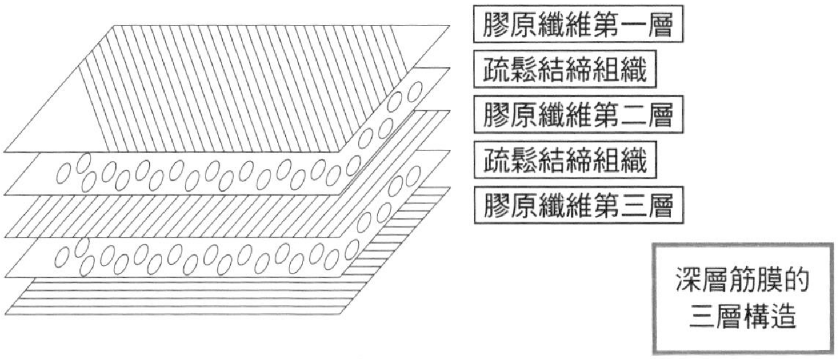

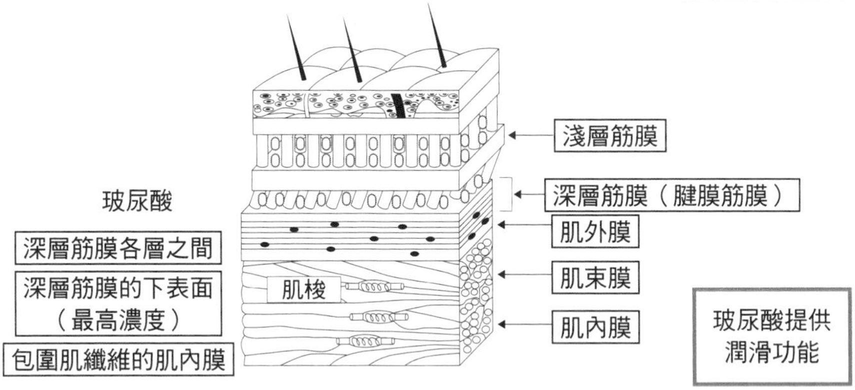

深層筋膜由三層構造組成（最上圖）。總厚度約1公釐。是由斜向、縱向、橫向的三層構造組成，因為每一層中間，都有像是浸泡在水中的絲綿狀疏鬆結締組織和玻尿酸分布其中，所以配合身體的各種動作，深層筋膜的每一層都可以自由移動。此外，因為深層筋膜和肌肉表面的肌外膜之間，也有疏鬆結締組織和玻尿酸分布其中，所以彼此間可以順暢滑動，而且為了避免相鄰的肌肉產生摩擦，還能發揮幫助滑動、順暢滑動的作用。另外，玻尿酸也存在於肌內膜當中，可幫助每一根肌纖維順暢滑動（上圖）。

玻尿酸也存在於關節內，是相當重要的成分，對筋膜而言，可謂發揮了非常重要的作用。

什麼是「膠原纖維」和「彈性纖維」？

關於筋膜的成分，筋膜是由「膠原纖維」和少量的「彈性纖維」所組成（參照圖片）。在筋膜之中，深層筋膜所含的彈性蛋白很少，而肌內膜則幾乎由膠原蛋白構成。

膠原蛋白具有各種類型，筋膜的膠原蛋白稱為「第Ⅰ型膠原蛋白」，和軟骨等「第Ⅱ型膠原蛋白」是不同的。第Ⅰ型膠原蛋白是人體含量最多的膠原蛋白，在皮膚、筋膜、肌腱、和骨頭等部位都可看到。

皮膚、筋膜或肌肉並非像堅硬的木板或混凝土。如果外界施力，人體為了承受這些力量，就必須改變形狀。這就是膠原蛋白的作用。所謂的「外力」，並非只有和某個人相撞，或是被人拉扯手臂等情形，還包含坐椅子時，臀部的變形，因為不良姿勢造成的駝背，或是脂肪增加變形等各種情況。

在這種時候，膠原蛋白可以調整肌肉的形狀，或是

筋膜的膠原纖維和彈性纖維

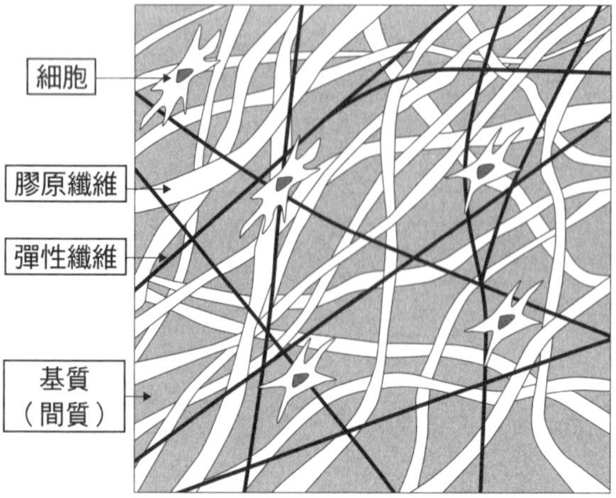

處於收縮狀態和伸展狀態的
膠原纖維和彈性纖維

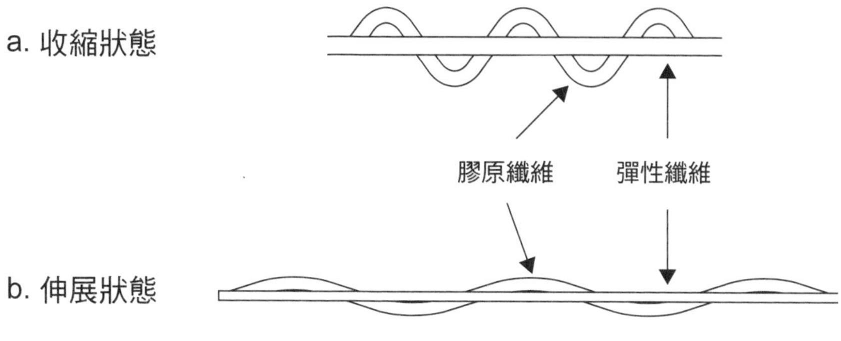

配合身體的動作，像吊床一樣改變形狀。此外，不只能隨意改變形狀，還像皮帶一樣，在被拉扯時也具有承受力量的強度。

另一方面，人體的彈性蛋白和膠原蛋白呈混合重疊狀。彈性蛋白像橡膠軟管一樣可以伸縮，如果施加在身體的外力消失，就會如橡膠軟管一樣恢復原本長度，具有恢復原狀的功能。

舉例來說，我們坐椅子的時候，臀部形狀會變扁、變寬，對吧？此時，彈性蛋白會像橡膠一樣被拉長，膠原蛋白就會像吊床一樣變形（上圖「伸展狀態」），當我們從椅子上站起來，臀部又會恢復原本的形狀。這是因為被拉長的彈性蛋白如橡膠一樣恢復原本長度，同時膠原蛋白也恢復原本的形狀（下圖「收縮狀態」）。

也就是說，因為膠原蛋白和彈性蛋白互相協調，可共同發揮作用，調整身體的收縮和放鬆。

※緻密不規則結締組織：膠原纖維束形成三次元網路，對於來自所有方向的壓力可發揮抵抗力。大量的粗膠原纖維束緊密、隨意地交織，形成緻密織品圖案的網路，在膠原纖維之間交織著彈性纖維網路。大多位於真皮、鞏膜、角膜、筋膜等有外界壓力施加的部位，特徵是基質量和細胞成分很少。

筋膜出問題時，應該怎麼辦？

如果長期持續姿勢不良或固定做某些動作，會對身體一些部位帶來不必要的負擔，造成姿勢變得不對稱，使筋膜無法隨意活動。而且反覆進行多次相同的動作、長時間維持相同姿勢，或是受傷等情況，會使筋膜逐漸喪失自由度。

一旦變成這種情形，筋膜就會扭曲，肌外膜的膠原蛋白和彈性蛋白會聚集在某一區域，包覆膠原蛋白和彈性蛋白的清透水溶液（基質）則會變得像明膠一樣黏，使膠原蛋白和彈性蛋白變得無法隨意活動（下一頁上方右圖）。清透水溶液原本是溶膠狀態，但若筋膜聚集在某一區域（高密度化），會導致基質（清透水溶液）脫水，變成像是明膠一樣的凝膠狀態。此外，幫助順暢滑動的玻尿酸也會聚集在一起，變成明膠狀，造成黏稠度增加。這些情況稱為「筋膜功能異常」。

深層筋膜的肌纖維插入肌外膜

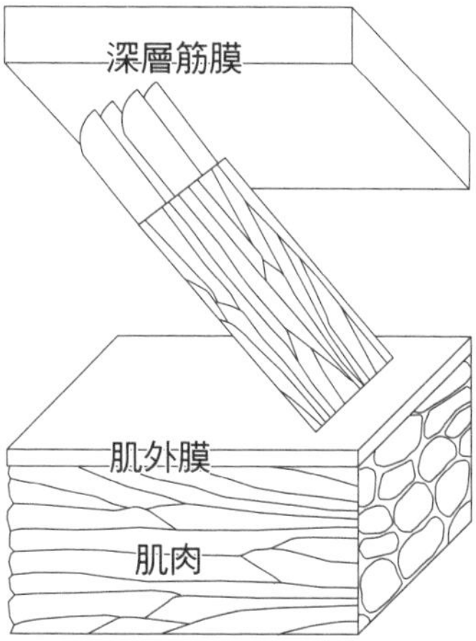

扭曲的筋膜

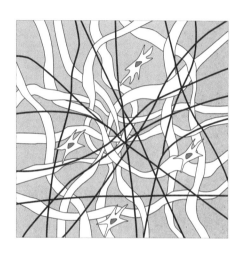

※肌肉・筋膜功能異常：筋膜高密度化・基質凝膠化・玻尿酸凝集化。

因為這種情況，筋膜上的皮膚和筋膜下的肌肉，兩者都會變得難以活動。深層筋膜就像是在肌外膜上方擔任連結角色的織品。在深層筋膜中，由於部分肌纖維插入肌外膜（上左圖），所以如果包覆某條肌肉的肌外膜出了問題，扭曲狀態甚至會透過上方的深層筋膜越過關節，陸續延伸到其他肌肉（上右圖）。

結果就是造成肌外膜、肌束膜、肌內膜，每一根肌纖維的活動和功能都會變差，無法充分發揮肌力，柔軟度變差，運動表現也會變差，還容易導致受傷。

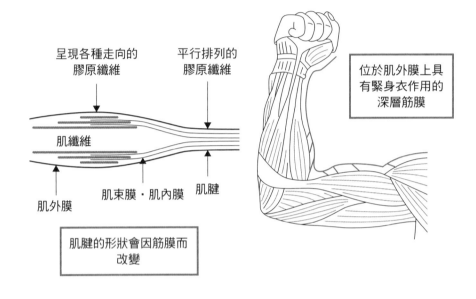

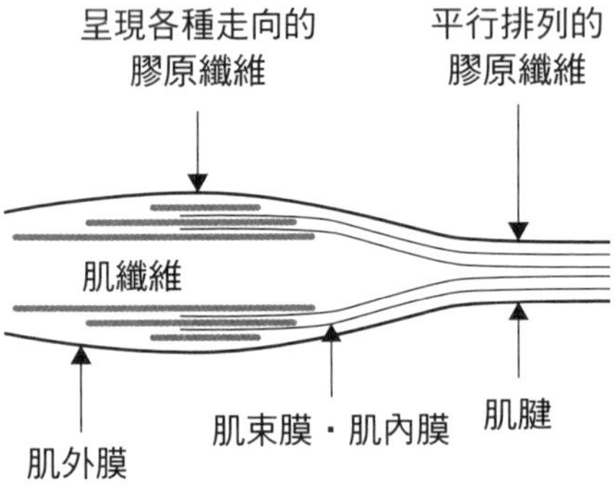

肌腱的形狀會因筋膜而改變

位於肌外膜上具有緊身衣作用的深層筋膜

筋膜出問題時，會覺得關節周圍有疼痛感。原因就出在想施力時，肌肉變硬的肌外膜身上，但卻是關節感受到疼痛。不過，實際上也有按壓肌外膜的特定部位，就使人痛到要跳起來的狀況。關節周圍會覺得疼痛的原因是什麼呢？這是因為肌外膜・肌束膜・肌內膜的膠原纖維呈平行排列，會改變形狀，然後形成肌腱（上方左圖）。筋膜緊繃會拉扯肌腱，肌腱進而拉扯關節中名為關節囊的袋狀組織，使得關節囊的疼痛接受器感受到疼痛。如前所述，許多筋膜出問題的人，會覺得關節周圍有疼痛感，但其實並不是關節出問題，很多情況都是筋膜出問題。

※埋在筋膜內的運動感覺接受器：把作為肌肉接受器的肌梭・高爾基肌腱感受器・巴氏小體・自由神經末梢，以及作為關節接受器的路氏小體・巴氏小體・高爾基小體

・自由神經末梢包在裡面。

※緻密規則結締組織：膠原纖維束會以一定方向排列，可以抵抗張力。含有大量的膠原纖維束。大多分布於會有外力牽引或伸展的部位，以肌腱、韌帶、腱膜等為代表。

筋膜一旦出現功能異常，就會產生利用其他部位來保護異常狀況的代償現象。也就是說，筋膜異常會通過深層筋膜，延伸到更廣泛的範圍。由於筋膜本身無法自行伸展放鬆，因此使我們無法保持正確姿勢或正確動作。結果會引起筋膜疼痛、肌張力降低、柔軟度降低、運動表現降低、日常活動變少等情況。

此外，筋膜除了支撐血管、神經及淋巴管之外，還有一個非常重要的機械性功能，就是包覆。因此筋膜一旦扭曲，肌肉、血管以及神經都會受影響。

所以，想要消除筋膜彎曲或扭曲的情況，筋膜伸展是非常有效的方法。

何謂「筋膜連結系統」？

筋膜會透過肌外膜和深層筋膜，往各個方向連結延伸。基本上主要可分為六種方向（左圖）的系統。

前方運動連結是指手臂或腳往前方移動、身體向前彎時的連結。

後方運動連結是指手臂或腳往後方移動、身體向後仰時的連結。

內側運動連結是指手臂或腳靠近身體、挺直身體時的連結。

外側運動連結是指手臂或腳往外側移動、左右彎曲身體時的連結。

向內旋轉運動連結是指手臂或腳往內側旋轉、向內側轉動身體時的連結。

向外旋轉運動連結是指手臂或腳往外側旋轉、向外側轉動身體時的連結。

六種方向的
筋膜連結系統

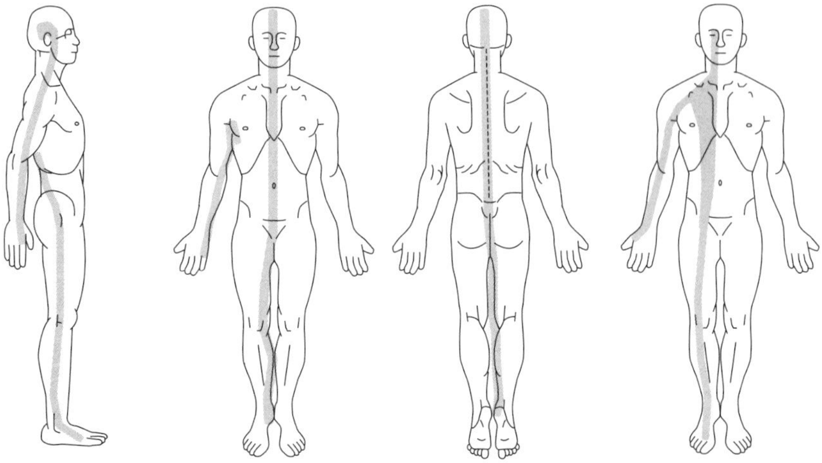

外側運動的筋膜連結　內側運動的筋膜連結　前方運動的筋膜連結

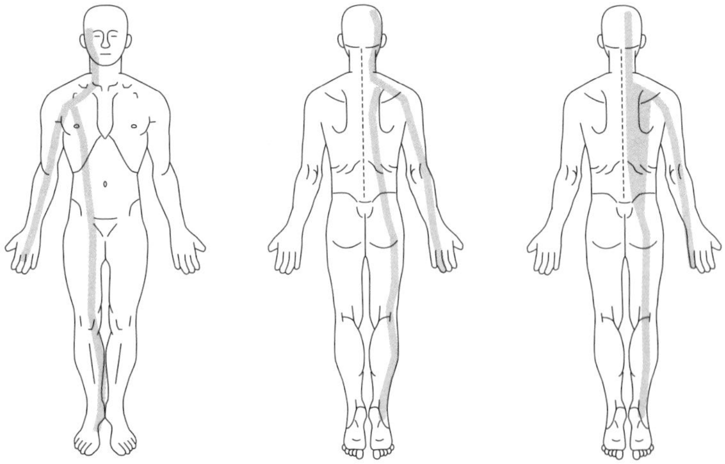

向內旋轉的筋膜連結　向外旋轉的筋膜連結　後方運動的筋膜連結

其他還有對角線的連結。也就是前方和外側之間動作連結、前方和內側之間動作連結、後方和外側之間動作連結、後方和內側之間動作連結，共四種（左上圖）。

此外，還有筋膜的螺旋連結。也就是從前方－外側開始的筋膜螺旋連結、從前方－內側開始的筋膜螺旋連結、從後方－外側開始的筋膜螺旋連結、從後方－內側開始的筋膜螺旋連結，共四種（左下圖）。這些在走路、跑步，以及投擲、拍打、跳躍等運動動作中，都是非常重要的連結。

如前所述，筋膜會往各個方向連結延伸。筋膜系統的伸展，就是把這些連結中的彎曲和扭曲，像燙衣服一樣使其順暢平滑。

何謂「筋膜伸展」？

筋膜伸展的目的在於，使筋膜的彎曲和扭曲復原，使肌肉和筋膜恢復正常的伸展性，以及使肌肉恢復到可以正常活動的狀態。

尤其是深層筋膜，在三次元的全身連續性組織中，是由賦予筋膜強度和型態的膠原纖維，以及賦予型態記憶和伸展性的彈性纖維兩者所組成，不論是哪一種，對於姿勢和運動的控制而言，都是非常重要的元素。

對角線連結

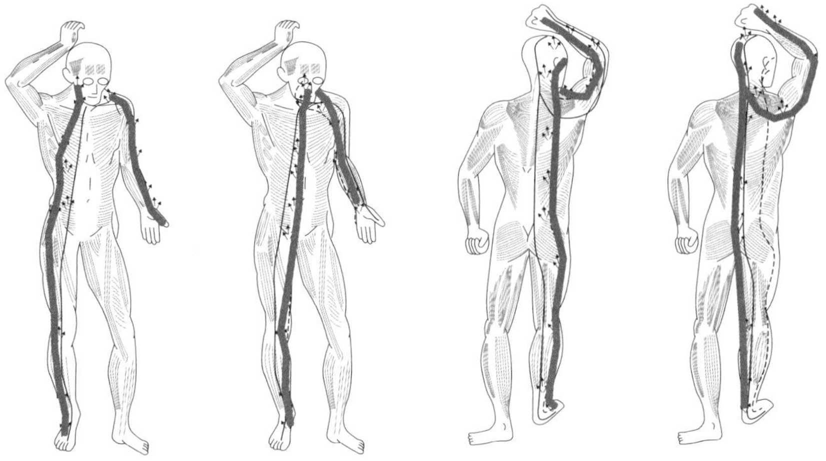

前方－外側的筋膜連結　前方－內側的筋膜連結　後方－外側的筋膜連結　後方－內側的筋膜連結

筋膜的螺旋連結

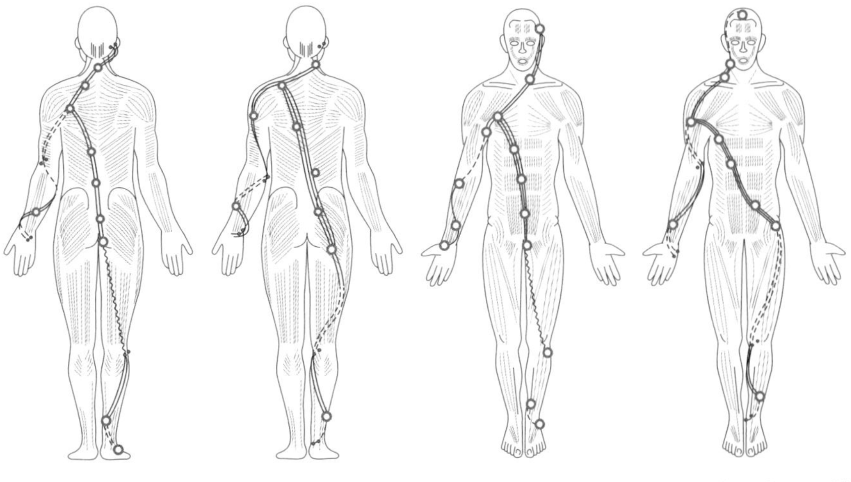

從前方－外側開始的筋膜螺旋連結　從前方－內側開始的筋膜螺旋連結　從後方－外側開始的筋膜螺旋連結　從後方－內側開始的筋膜螺旋連結

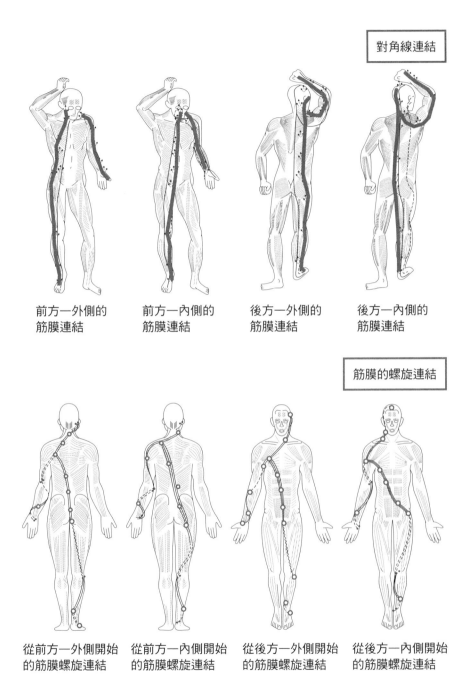

筋膜的異常沾黏，會讓筋膜和其深處的肌肉或內臟等所有組織的潤滑度及活動度下降，限制抗重力姿勢的維持，或順暢有效率的運動，或導致便秘和消化不良等內臟功能降低。

肌肉和筋膜的不平衡，尤其是針對成長時期長時間的不平衡所造成的慢性症狀，則有必要以筋膜伸展加以治療。

「伸展」的意思是「解放」、「鬆開」限制。把四面八方交叉的膠原纖維和彈性纖維的彎曲，花時間鬆開，就是筋膜伸展的基礎概念。伸展就像是把身體中平行分布的肌纖維拉長一樣，往固定方向伸展。但是「伸展」並不是往固定方向，而是往各個方向去鬆開的方式。絕對不可以勉強進行「撥」筋膜之類的動作，因為會傷害筋膜，使功能異常的狀況更加惡化。因此絕對不能施行民間療法的「撥筋膜」。

再重申一次，放鬆深層筋膜目的在於，鬆解交叉的膠原纖維和彈性纖維聚集在某一區域的狀態（高密度化）。

因為筋膜的基質變成黏稠的凝膠狀態，所以想要恢復為清爽水溶液的溶膠狀態，就要花時間去鬆馳。尤其當膠原纖維的狀態過於扭曲複雜，想要解開這種狀況，如果強行施力會出現反效果，因此必須透過溫和舒適程度的持續伸展，讓黏稠的基質密度變成清爽的狀態，才能解開膠原纖維的限制。

如果慢慢進行筋膜伸展，彈性纖維會在最初的10秒左右時開始伸展，之後伸展的感覺就會停止，這就是膠原纖維的限制。接下來才是真正的筋膜伸展。要以身體覺得溫和舒適的程度去伸展，維持90秒～3分鐘（最長5分鐘）左右，膠原纖維的限制即可解除，筋膜的扭曲會慢慢消除。

一天的生活中，我們會因為努力過頭導致筋膜變硬。在一天的工作結束後，花時間筋膜伸展是很麻煩的事情。為了避免一整天下來出現筋膜變硬的情況，最好能保持定期解除緊繃感的習慣。

一天至少進行3次筋膜伸展，以上午、下午、沐浴後這樣的頻率，鬆馳筋膜。如果持續進行兩星期，想必你身邊的人便會給予「姿勢變好了耶」、「身體挺直囉」、「走路姿勢變好看囉」、「好像變年輕了」之類的稱讚。

不能按壓、拍打嗎？

並不是完全不能按壓或拍打。如果只是某塊肌肉有問題，按壓拍打可慢慢鬆開。但是，就如同目前為止所說明的一樣，大多數的情況是波及到肌肉上方深層筋膜的廣泛範圍。而肩膀痠痛的原因，有很多是以前手腕曾受傷，或是腳扭傷所造成的。如此一來，在筋膜連結的伸展，就變得非常重要。

我們曾進行研究分析，針對自己按壓肩膀肌肉的斜方肌，和筋膜伸展這兩種情況，以超音波彈性影像技術，來確認兩者肌肉硬度的差異。紅色部分表示柔軟、藍色部分表示僵硬。如果是按壓的情況，雖然表面的肌肉（斜方肌上部纖維）是柔軟呈現紅色狀態，但是並不會對深層的提肩胛肌造成影響（左中圖）。

相對於此，自己筋膜伸展後，可以看到不只是表面的部分，連深層的提肩胛肌也會變成紅色或橘色，變得很柔軟（左下圖）。這只是進行一次90秒的肩膀放鬆筋膜就有的效果，而且出現的效果一目了然。

也就是說，筋膜伸展的效果，是連深層部位像千層派一樣緊縮的肌肉都能鬆解。不只是範圍廣泛，連深層部位都能鬆解，這可說是筋膜伸展的一大特徵。

筋膜伸展時的注意事項

隨著筋膜的伸展，緊繃感或疼痛會減輕，就好像固態奶油融化一樣，會覺得組織好像變軟了。在伸展時，要感覺身體放鬆，並以平穩姿勢進行動作，這也是非常重要的一點。

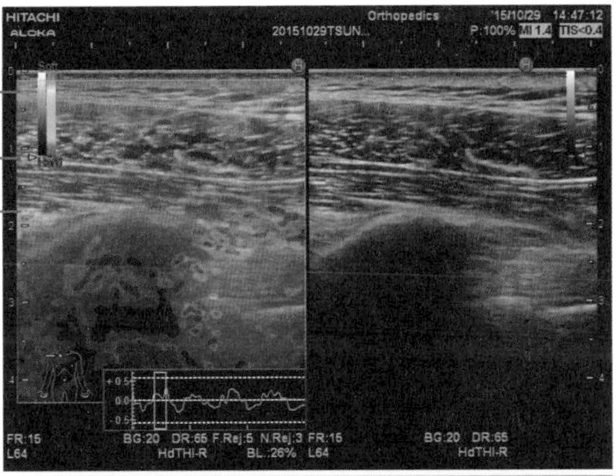

按壓的肌肉硬度變化

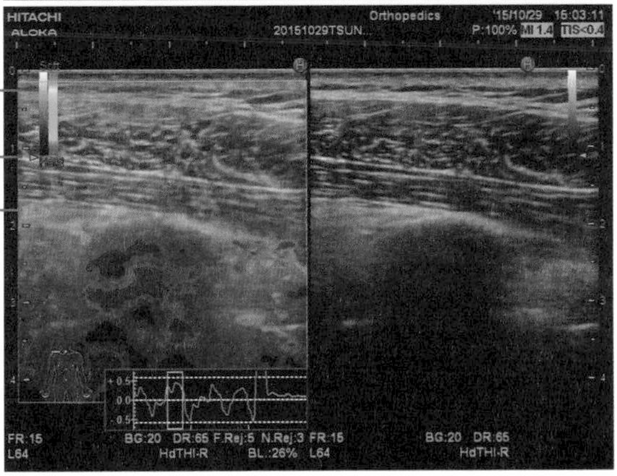

筋膜伸展的肌肉硬度變化

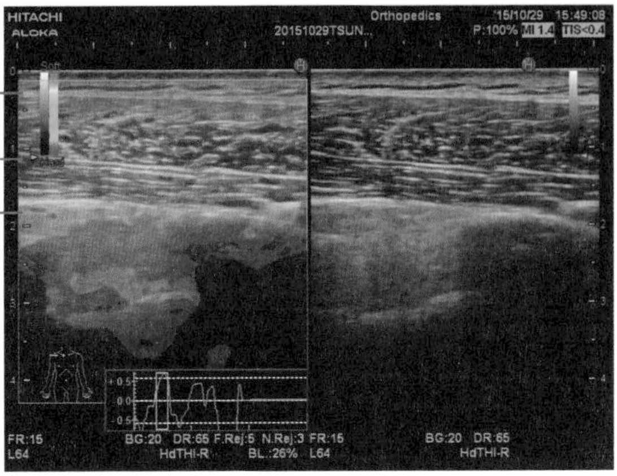

如果做好筋膜伸展，彈性纖維就會恢復原本在組織中的型態和柔軟度，恢復正確理想的姿勢。肌張力會提升，運動表現提高，日常生活的活動情況也會變輕鬆。

但是，這些反應因人而異。也就是說，因為疼痛的強度和營養狀態、壓力及生活方式，尤其是酒精、香菸以及含鎮靜劑藥物的過度攝取，都會造成變化，所以必須注意這些情況。

做完放鬆動作後，為了排出組織內累積的有害物質、減輕不適感，請飲用一到兩杯常溫水。

什麼情況下不能做筋膜伸展？

筋膜會因為過度使用特定的肌肉、手術後的傷疤、發炎、肌肉彈性、疼痛、集中使用某處肌肉、不良姿勢、錯誤運動方法、慢性身體壓力或精神壓力等各種原因，導致活動狀況逐漸惡化。

此外，筋膜還會出現沾黏、筋膜疼痛症候群、肌肉・筋膜疼痛症候群、相隔較遠的部位也會出現轉移痛、柔軟度降低、肌張力降低、活動力降低、軟骨變形、循環不良、感覺異常等情況。

對於這些問題，尤其可以溫和方式去鬆解深層筋膜的限制，就能夠減輕對肌肉、血管、神經等部位造成的負擔、減輕疼痛、改善活動量與活動品質。

針對有實際需求的患者，由物理治療師會透過各種方式調整筋膜的狀況，為了維持效果，也會指導患者如何自己筋膜伸展。

不過，如果不是需要去醫院看病的狀態，而是身體動作僵硬、覺得不太舒服、一點小動作就會疼痛、很難出力等，這種平常就有的慢性症狀，自己進行筋膜伸展都能獲得不錯的效果。

另一方面，某些情況則不適合筋膜伸展。

舉例來說，像是全身性惡性腫瘤・癌症、動脈瘤、急性類風溼性關節炎、全身或局部感染等情況。此外，如果局部區域有血腫、開放性傷口（皮膚破裂傷口或龜裂）、縫合部位、治療中的骨折部位等情況，也請不要進行筋膜伸展。

另外，即使沒有類似的禁忌，但是嘗試筋膜伸展時，如果出現無法止痛，或是反而疼痛加劇，建議大家去醫院檢查，因為可能有其他隱藏的疾病，請務必注意。

來試試筋膜伸展吧！

為了以正確的姿勢、正確使用身體，在日常生活中就要活動全身，注意避免集中進行某個動作，而肌肉力量和柔軟度也很重要。

但是在這之前，為了使肌肉正確活動，必須使網狀糾結包覆肌肉的筋膜鬆馳，並慢慢改善骨骼歪斜。

自己筋膜伸展，相較於過去針對肌肉的伸展，兩者相比，鬆解並慢慢調整扭曲和彎曲的筋膜，可說是非常溫和的方法。在習慣之前，先從20秒～30秒的程度開始，習慣之後就盡量進行90秒以上的筋膜伸展。一邊感受整個身體的連結，一邊將意識放在身體內部，並持續筋膜伸展，這樣的放鬆效果應該會是最好的。

切記不可以過度用力、勉強伸展，或是忍耐疼痛。

請以溫和舒適的程度進行伸展，並澈底維持標準姿勢。筋膜會在三度空間中緩慢地放鬆，請等待筋膜像平底鍋上的固態奶油融化般放鬆。等到筋膜可以往任何方向自由活動，也就是筋膜的扭曲鬆解後，不論是筋膜上方的皮膚和下方的肌肉，都能順暢活動，身體就會變輕盈。

在進行伸展時聆聽柔和的音樂，可提升效果。

筋膜伸展的重點

鬆解膠原纖維需要花費時間。
不要勉強進行，且為了避免產生疼痛，
請慢慢地持續伸展。
逐漸習慣每個動作後，
可試著進行 90 秒以上的放鬆動作。

筋膜伸展時，
試著感覺自己和地板之間的位置關係，
感覺身體哪個部分是僵硬或緊繃的，
這點非常重要。

慢慢呼吸，
當身體的緊繃感或動作的僵硬鬆解後，
整個身體不論是上半身或下半身都會挺直，
請仔細感受
身體像奶油融化變軟的感覺。

一天之中，
以上午、下午、沐浴後這樣的頻率進行數次，
筋膜伸展後，可重整身體狀態，
就會提升效果。

Chapter

2

暖身運動

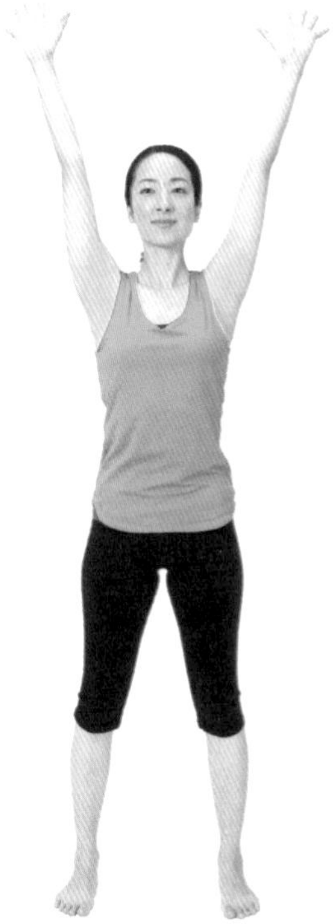

1 仰躺式全身筋膜伸展

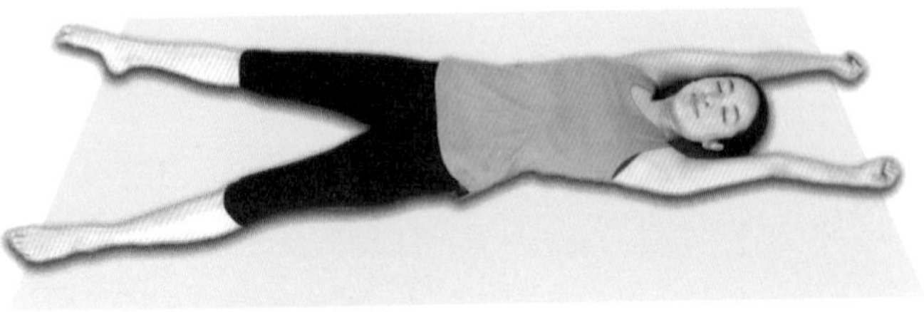

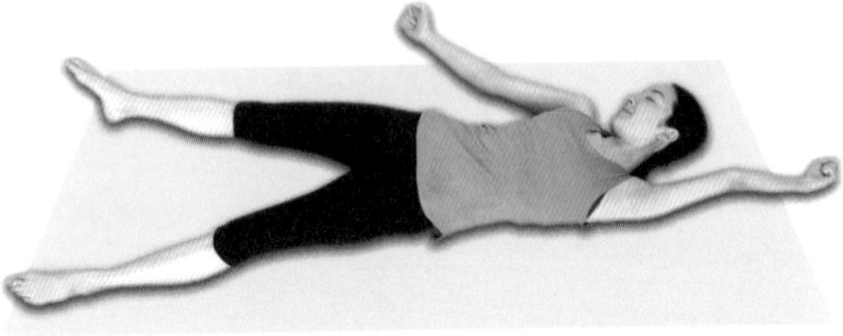

1

保持背部貼地的姿勢，
手臂往頭上舉，
或是往兩側伸展，
盡量讓腳趾頭離身體遠一點，
同時讓手臂和腳伸直，
發出聲音、伸懶腰。

90秒

2

請盡量挺胸。

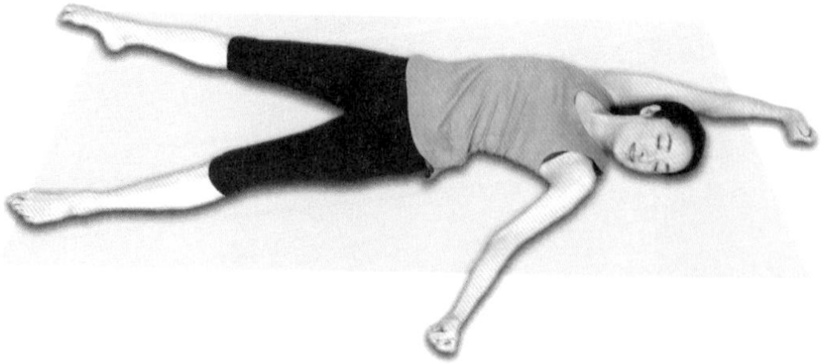

3

以舒服的感覺往各個方向「伸懶腰」！

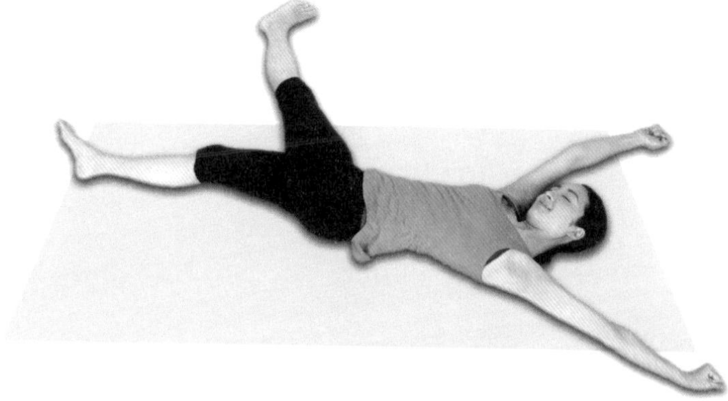

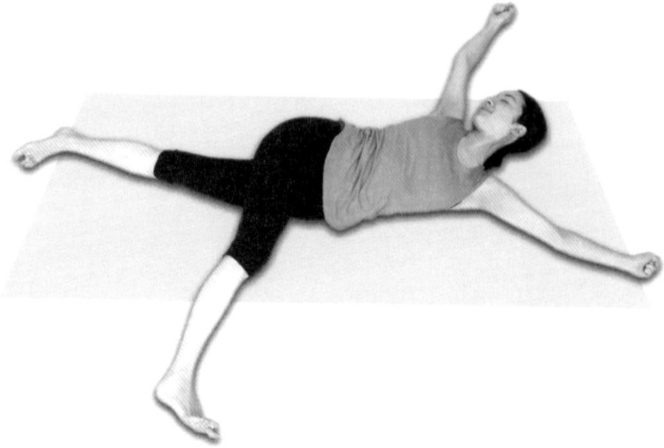

2 坐式全身筋膜伸展

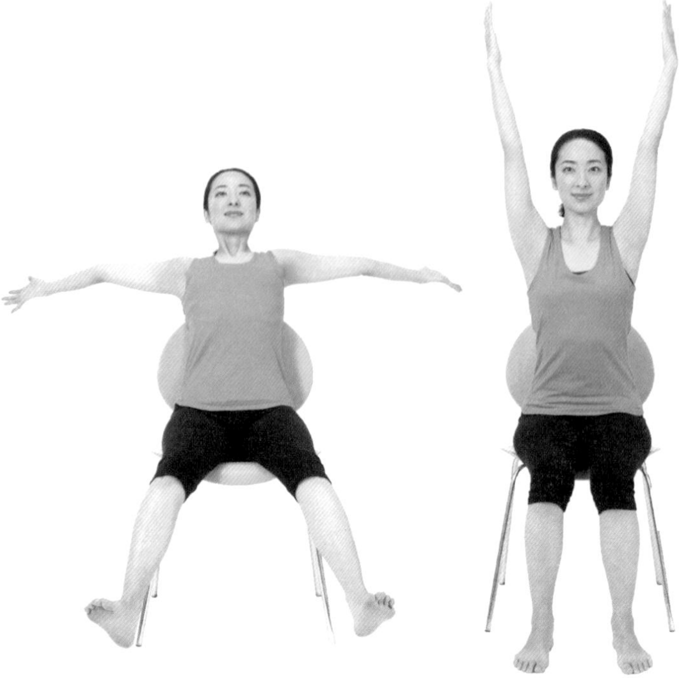

1

雙腳貼地，
感覺臀部貼在椅子上，
雙臂往各個方向活動，
同時上半身也慢慢往各個方向活動。

90秒

2

請盡量挺胸。

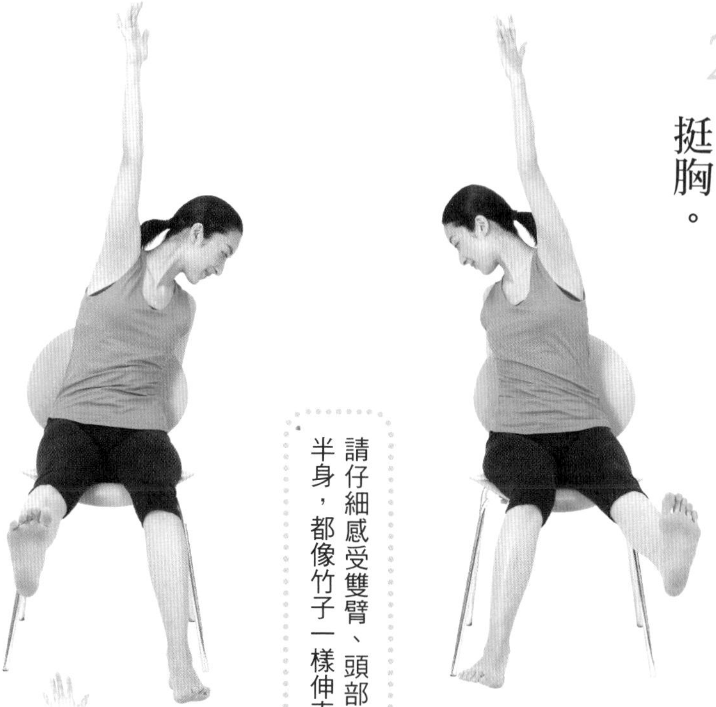

請仔細感受雙臂、頭部以及整個上半身，都像竹子一樣伸直的感覺。

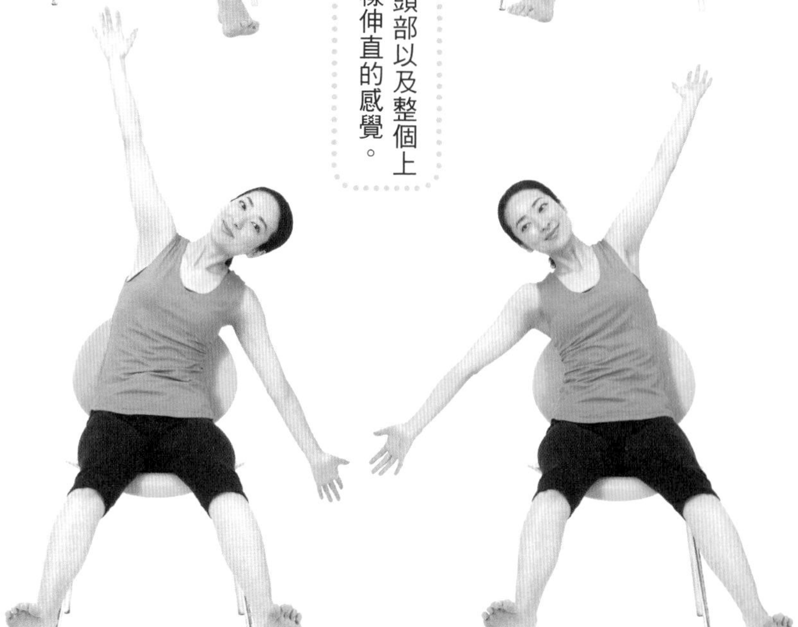

3

站式全身筋膜伸展

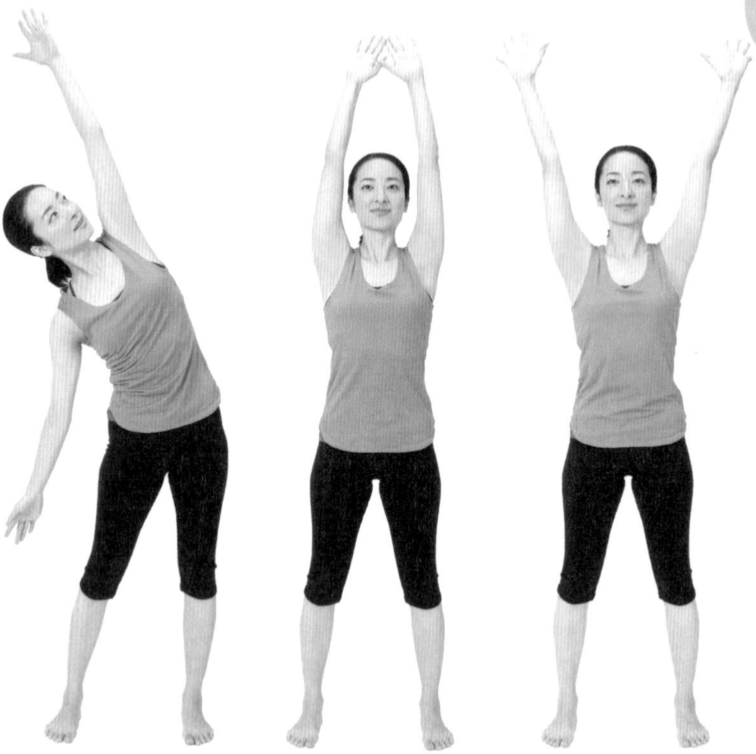

1

雙腳確實貼地，雙臂往各個方向活動，同時上半身也慢慢往各個方向活動。

90秒

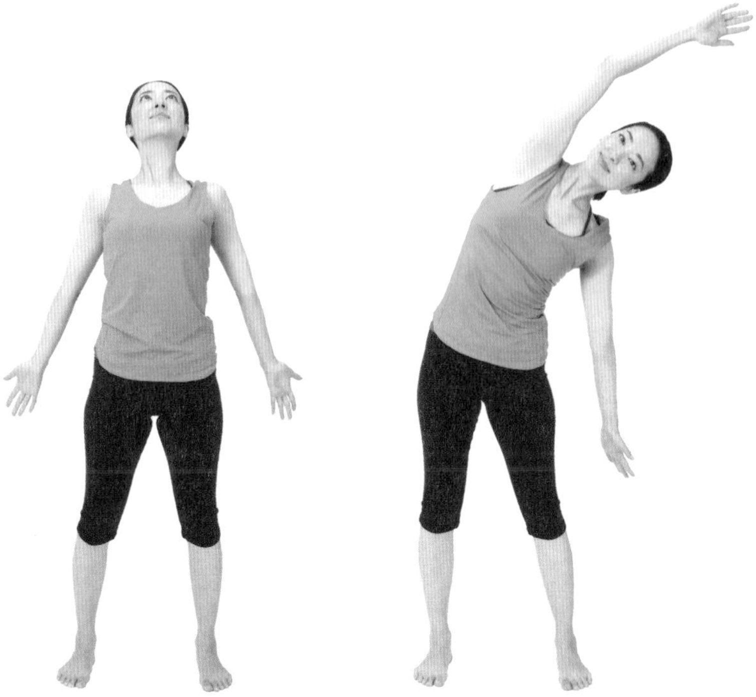

2

請盡量挺胸。

重點在於要感受到雙臂、頭部以及整個上半身，都像竹子一樣伸直的感覺。

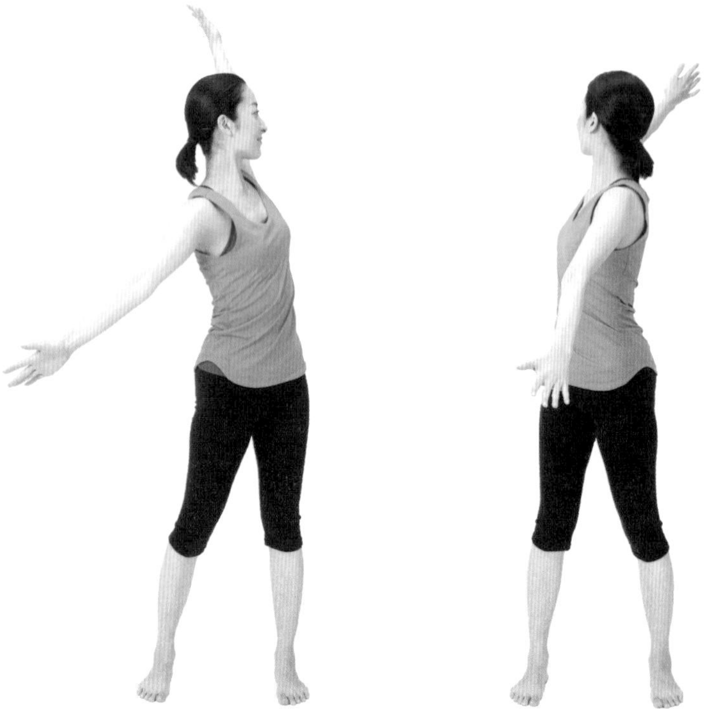

3

感覺身體的重量落在雙腳，
同時避免讓雙腳離開地面，
伸展時，想像雙腳像是
埋進地板般，將腳伸直。

Chapter

3

全身版筋膜伸展

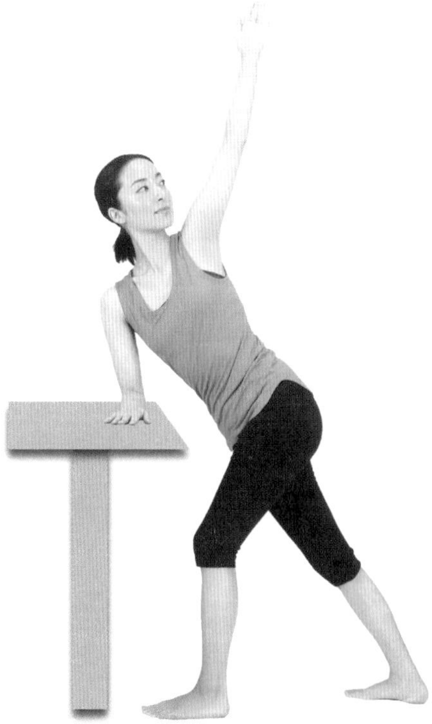

這些放鬆動作是調整全身筋膜的基本放鬆動作。
作為運動前的暖身運動，或是運動後的筋膜調整都很有效果。
平常找時間進行這些動作，就能讓身體慢慢脫胎換骨。

基本 1

腳伸直，身體呈現L字型的筋膜伸展

30秒 3次

這個動作對於放鬆身體前方和後方的筋膜連結（22頁）很有效果。

1 身體往前傾，雙手貼在桌上，藉此支撐身體重量。

2 上半身連同臀部，分別往手臂和腳方向伸展。

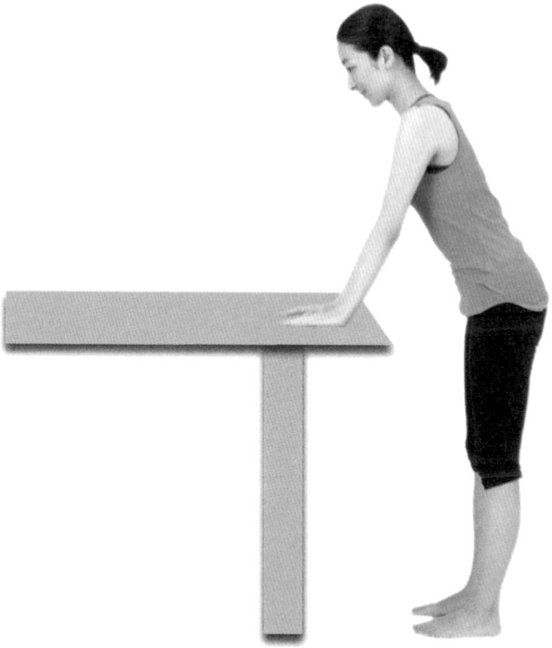

感覺雙腳像竹子一樣伸直，像是埋入地板一般。

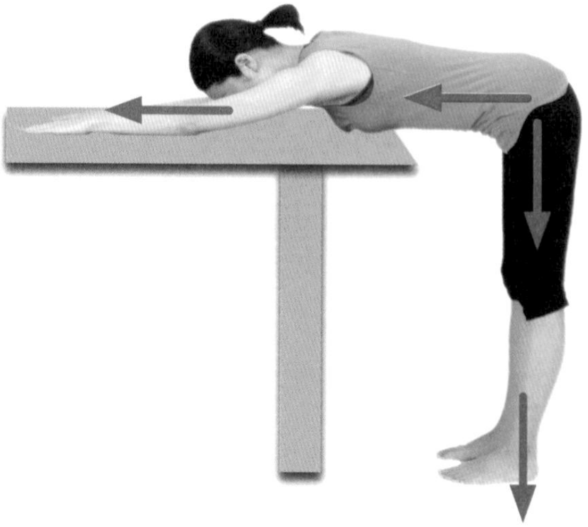

以尾骨為中心，上半身和下半身下都筆直伸展。重點在於髖關節要確實彎曲。

進行30秒的放鬆吧。這個動作請反覆進行3次。

習慣之後，請將持續時間拉長。

這個動作對於有腰痛、大腿後側或小腿肚肌肉僵硬的人，以及駝背的人都很有效果。

錯誤示範

下巴往上抬、腰部彎曲、臀部太往前，或是臀部往後都是錯誤動作。

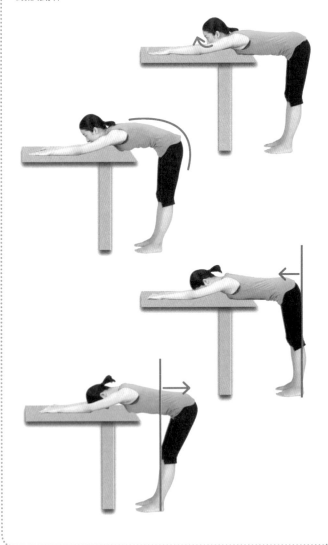

基本 2

腳交叉，手向上伸展的筋膜伸展

30秒 3次 左右各做

這個動作對於放鬆身體內側和外側的筋膜連結（22頁），以及對角線連結（24頁）都很有效果。

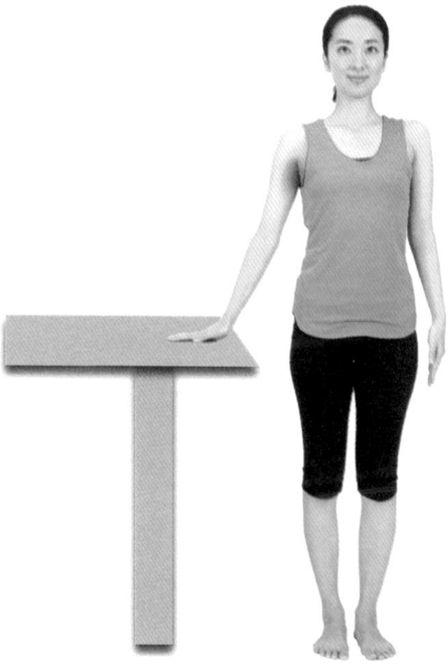

1

單手放在桌上或椅背上。

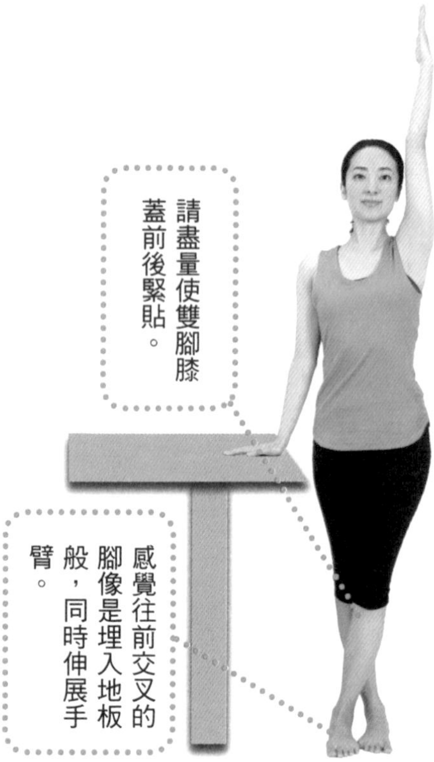

請盡量使雙腳膝蓋前後緊貼。
感覺往前交叉的腳像是埋入地板般，同時伸展手臂。

2

將靠近桌側的腳和另一隻腳，往桌子方向前後交叉，同時另一隻手往頭上伸展。

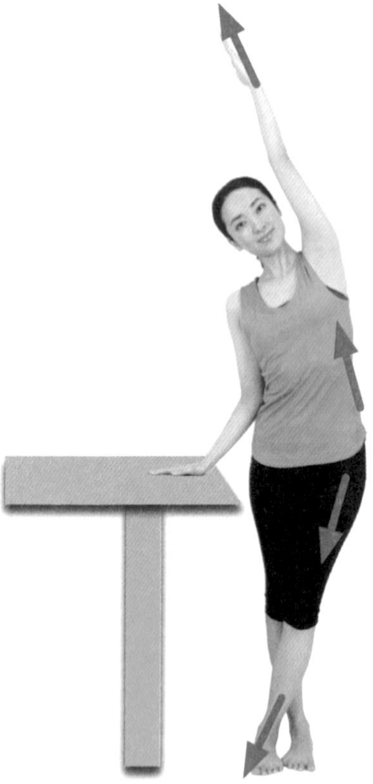

3

往頭上伸展的手越過頭部上方，慢慢往反方向彎曲，伸展手同側的身體，維持30秒。

錯誤示範

往前交叉的腳離開地面，往前交叉的腳同側骨盆往上傾，或是交叉的雙腳膝蓋前後分離，都是錯誤動作。

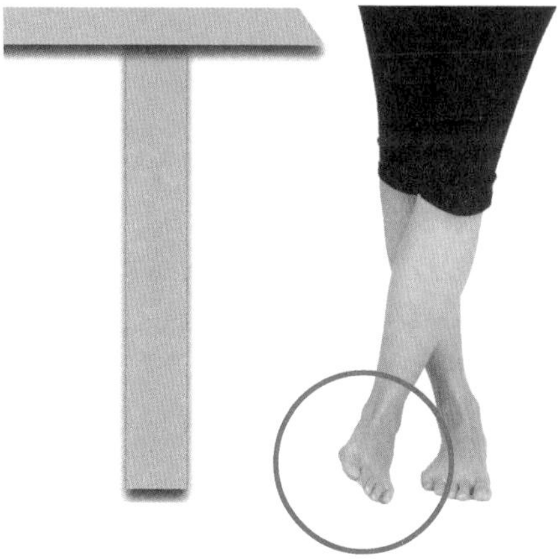

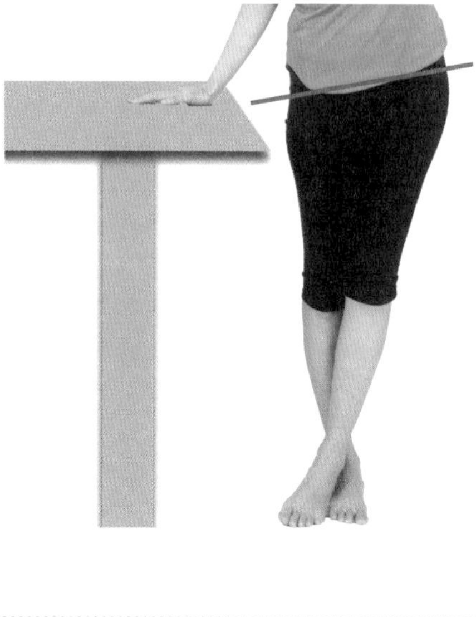

這個動作請左右互換，反覆進行3次。習慣之後，可將進行時間延長。

針對左右兩側比較難以進行的方向，盡量花時間慢慢放鬆。針對難以進行的方向確實花時間去放鬆，可以讓腰部側邊疼痛的人漸漸變得比較舒服。此外，還可以調整骨盆左右高度不同的問題。

基本 3

回頭看的筋膜伸展

60秒 3次 左右各做

這個動作對於放鬆身體前方和後方的筋膜連結（22頁），以及螺旋連結（24頁）都很有效果。

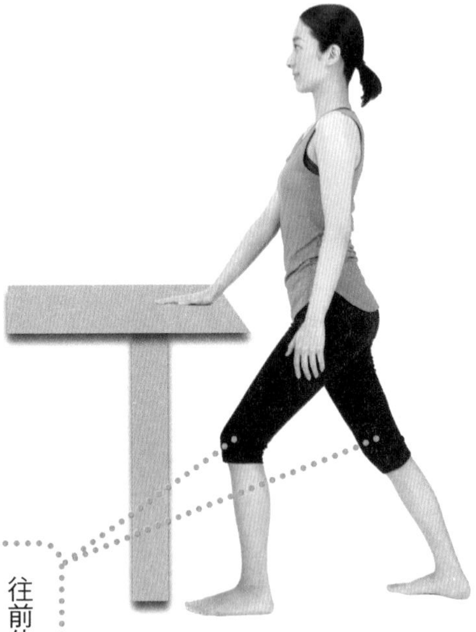

1

和走路時的要領一樣，右手和左腳往前伸。右手搭在桌上或椅背上。

往前伸的腳，膝蓋稍微彎曲，往後伸的腳膝蓋筆直伸展，要感覺整隻腳像竹子一樣伸直，像是要埋入地板一樣。

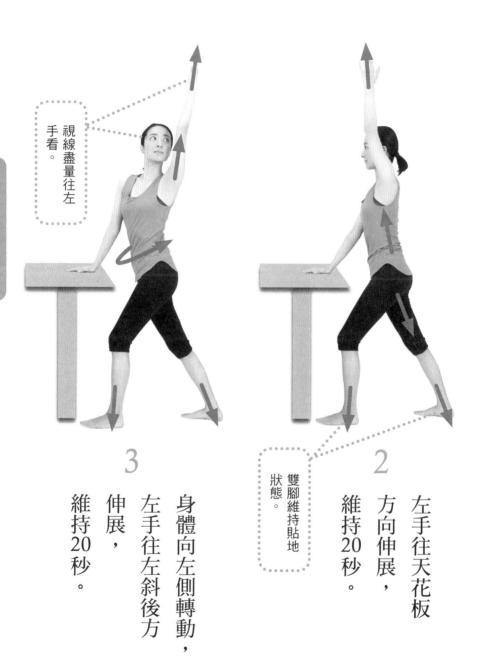

2

左手往天花板方向伸展，維持20秒。

3

身體向左側轉動，左手往左斜後方伸展，維持20秒。

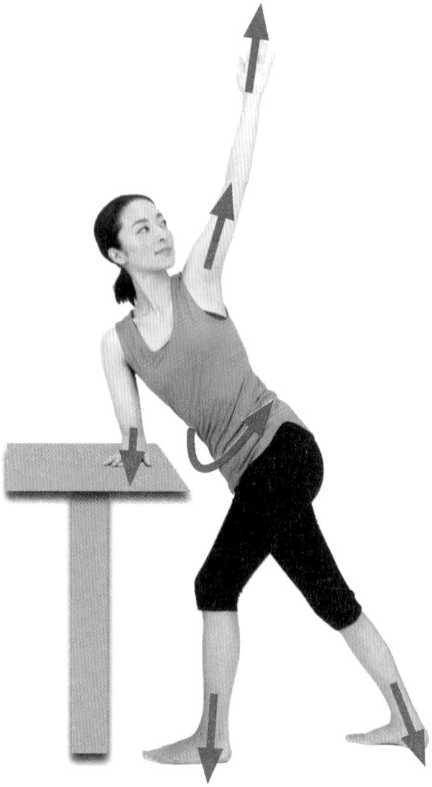

4

彎曲右手肘，維持前臂貼在桌上或椅背上的狀態，接著旋轉身體，維持20秒。

人體前後筋膜交叉

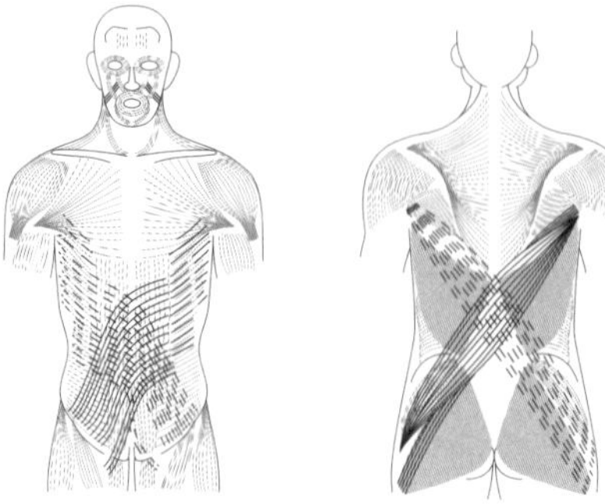

接下來請左右交換進行相同動作。這個動作請左右交換，反覆進行兩三次。習慣之後，請將進行時間延長。針對左右兩側比較難以進行的方向，盡量花時間慢慢放鬆。

這個伸展動作對於調整漂亮的走路姿勢很有效果。平常走路時，是右手和左腳、左手和右腳一起往前伸，對吧？這就是人類筋膜進化的證據。因為我們的身體不論是前面和後面，筋膜都是左右交叉連結的（參照上圖）。透過這個動作，走路時可以走得更平穩順暢。

錯誤示範

後腳膝蓋彎曲、前腳膝蓋伸直、後腳腳跟離開地面，或是手肘貼在桌上的位置跑到肩膀後面，都是錯誤動作。

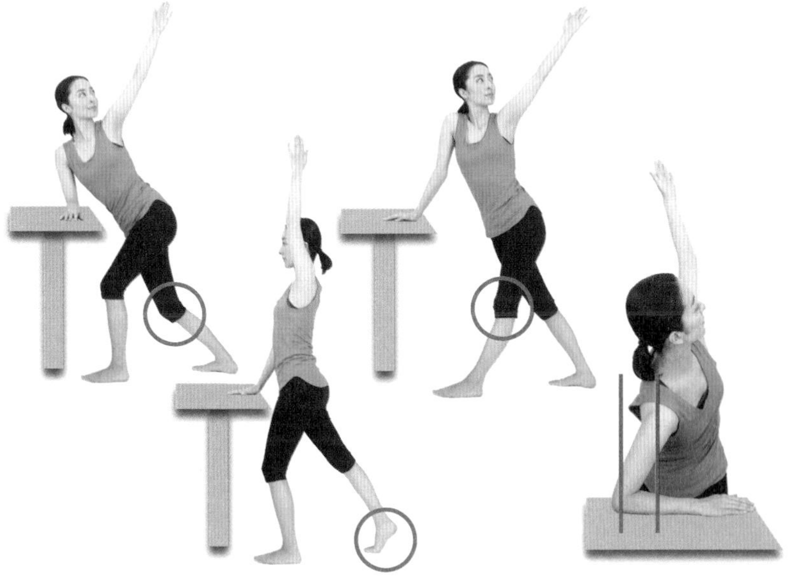

舉例來說，長頸鹿的筋膜沒有交叉，所以右手和右腳、左手和左腳會一起伸出去，而人類卻能夠讓不同側的手腳順暢活動。

不過，雖然自己不會意識到這種情形，但人很容易將右手往前擺動，而左手則是容易往後擺動。坐著翹腳時，會無意識翹左腳的人，走路時也容易先將左腳往前伸，隨著這個動作，也容易將右手往前伸。

平常左右動作次數不均衡的人，進行這個回頭看的筋膜伸展，就會出現左右兩側有容易進行和不容易進行的情況。以右手較容易往前擺動的例子來看，右手往上舉再轉動身體會變得比較困難。

應用 1

腳向外伸展，手往內併攏的筋膜伸展

這個動作對於放鬆身體內側和外側的筋膜連結（22頁）很有效果。

80秒 3次 左右各做

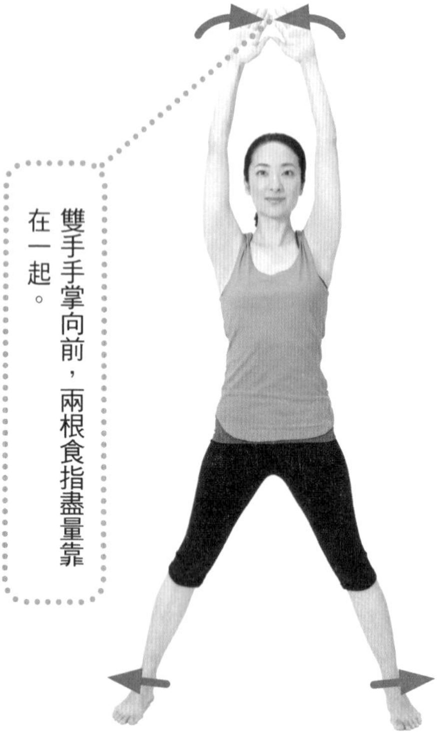

1

雙腳往兩側盡量張開，雙手舉到頭上維持20秒。

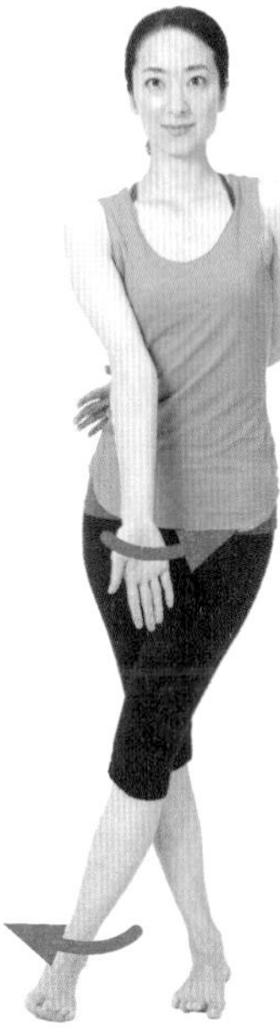

2

右手手肘
往前伸展，
手掌朝向前方，
手掌以小指為基準，
與身體呈現交叉狀態。
左腳放在右腳
前面交叉。
左手放在身體後面
呈交叉狀態。
在此維持20秒。

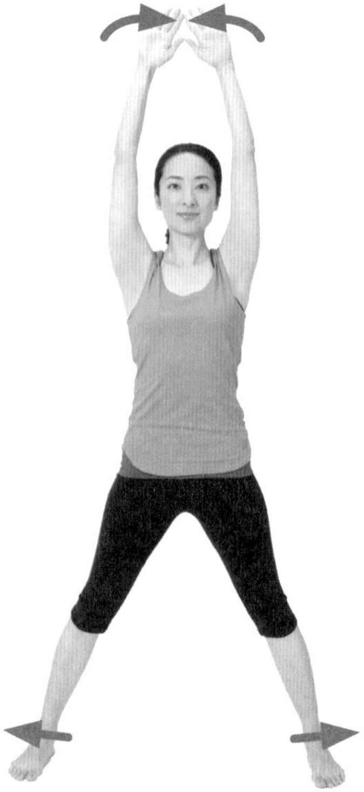

3

雙腳往兩側
盡量張開，
雙手舉到頭上
維持20秒。

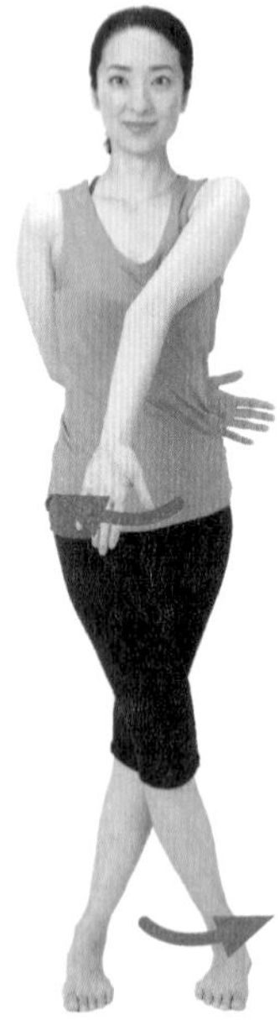

4

換邊，
左手放在身體前面，
與身體呈現交叉狀態。
右腳放在左腳前面交叉。
右手放在身體後面
呈交叉狀態。
維持20秒。

錯誤示範

手掌沒有朝向前方，身體轉動都是錯誤動作。

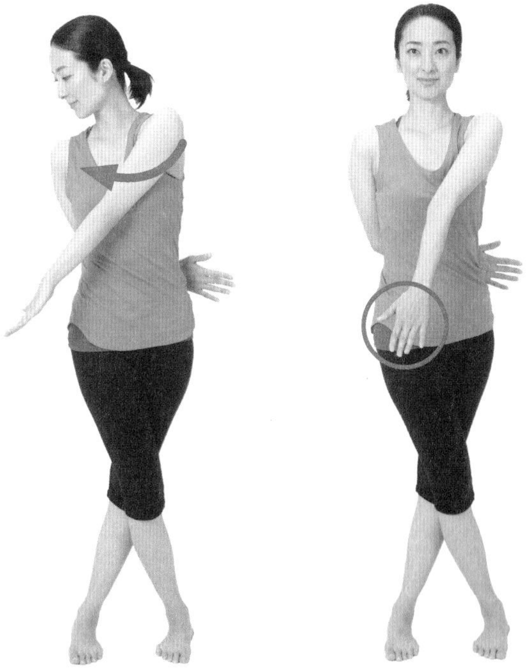

這個動作請反覆進行兩三次。習慣之後，請將進行時間延長。

應用
2

向外旋轉、向內旋轉的筋膜伸展

40秒
3次左右各做

這個動作對於放鬆身體向內旋轉和向外旋轉的筋膜連結（22頁）很有效果。步驟1～步驟2請反覆進行3次。習慣之後，請將進行時間延長。

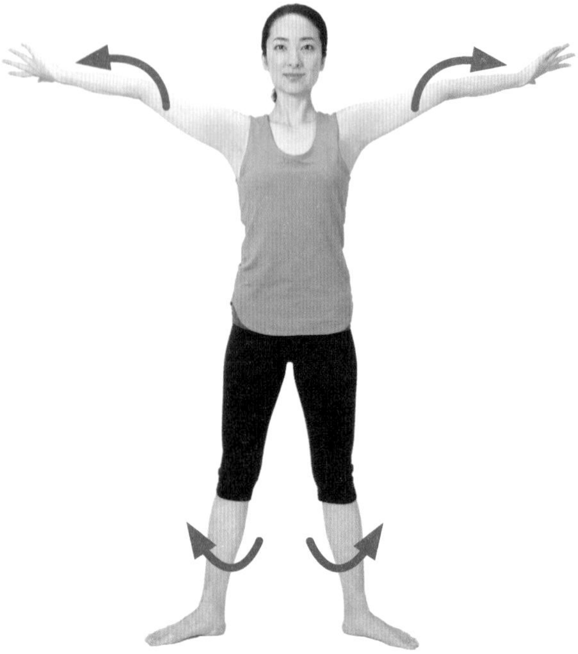

1

雙腳張得比肩膀寬，
以腳跟為支點，
左右腳尖慢慢向外側旋轉。
身體要挺直，
手肘往兩側伸展，
雙手像是向外旋轉一樣，
張開維持20秒。

全身

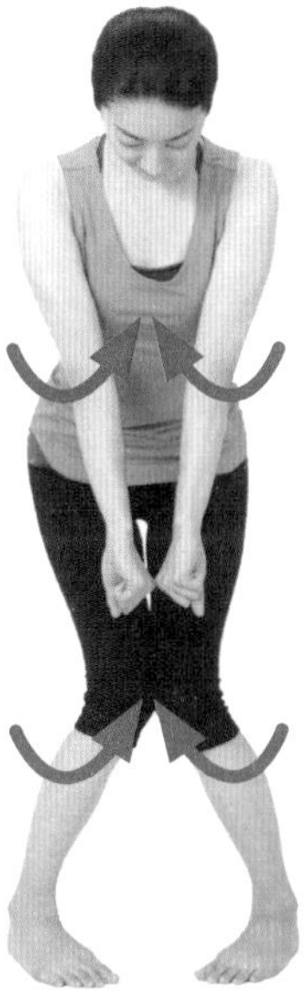

2

以腳跟為支點，
左右腳尖像是要靠在一起，
慢慢向內側旋轉。
手肘往前伸展，
雙手手背在身體前面，
像是要靠在一起，
向內側旋轉，維持20秒。

錯誤示範

向外旋轉時腰部向前凸、向內旋轉時腰部彎曲都是錯誤動作。

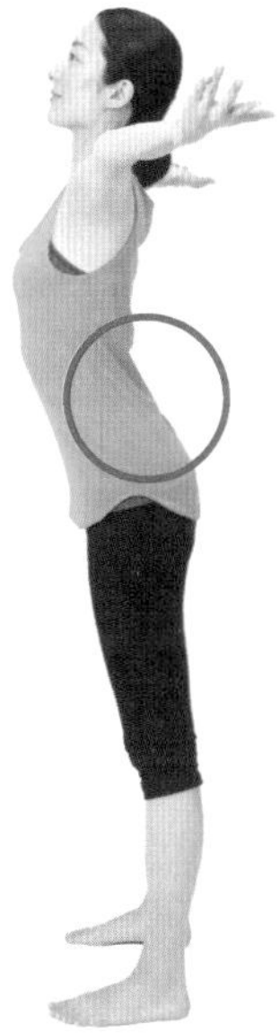

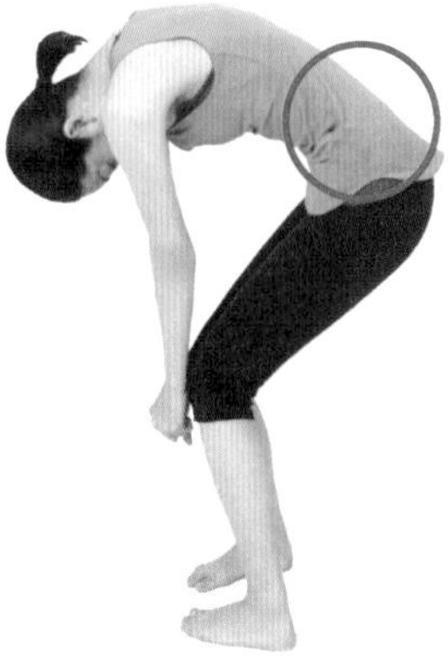

應用
3

芭蕾舞者筋膜伸展

這個動作對於放鬆對角線連結和螺旋連結（24頁）很有效果。

60秒
3次 左右各做

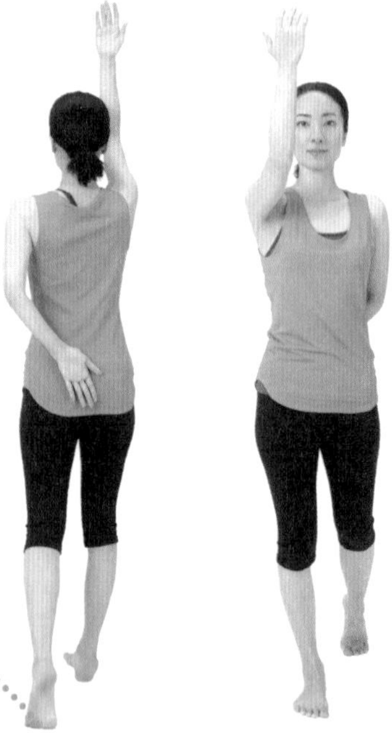

習慣之後，也可以讓左腳腳尖離開地面。

1

將身體重心放在右腳，
左膝蓋稍微彎曲，
左腳只有腳尖貼地。
右腳維持像是
埋入地板的狀態，
右手往天花板方向伸展，
右手手掌像是要朝向後方般，
將肩膀向外側旋轉。

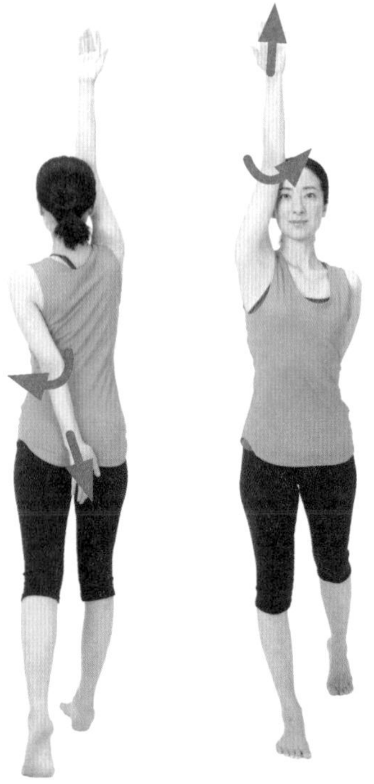

2

左手往地板方向伸展。
左手手掌也像是
要朝向後方一樣，
將肩膀向內側旋轉，
這個狀態
維持30秒。

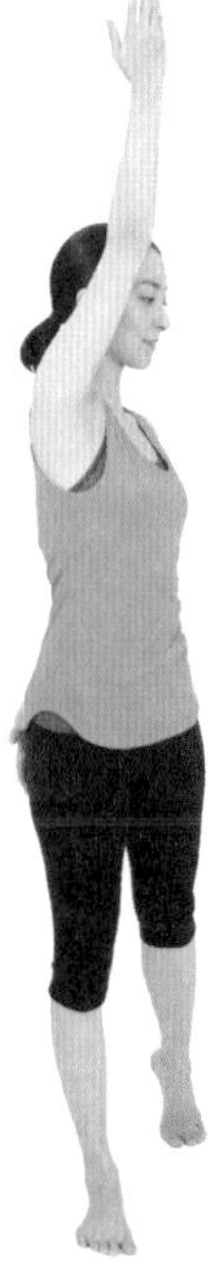

3

身體向左側轉動，
維持30秒。

反方向也進行相同動作。這個動作請左右交換，反覆進行3次。

習慣之後，請將進行時間延長。針對左右兩側比較難以進行的方向，盡量花時間慢慢放鬆。

這個伸展動作，對於駝背、做萬歲動作時腰部會向前凸的人很有效果。因為身體全身上下都可以正確伸展，調整身體重心，姿勢也會慢慢變年輕。

錯誤示範

伸展的手肘彎曲、手掌方向相反都是錯誤動作。

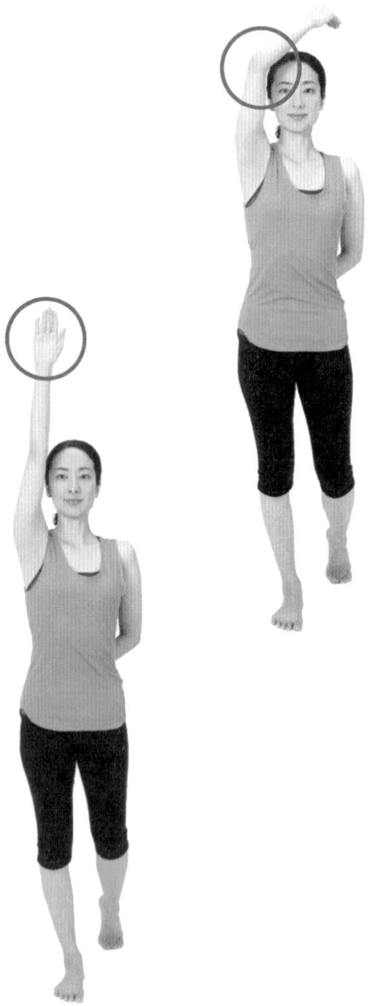

Chapter

4

治療駝背的筋膜伸展

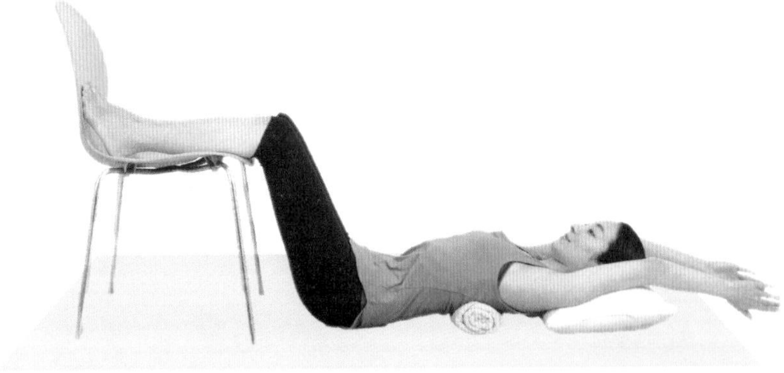

駝背是姿勢不良的代表範例。

對於這樣的姿勢你會聯想到什麼動作？

像是雙手托腮靠在桌上、以近距離的狀態寫字、吃東西時嘴巴靠近食物、看電視或使用電腦時的姿勢、操作手機時的姿勢等（參照左圖）。

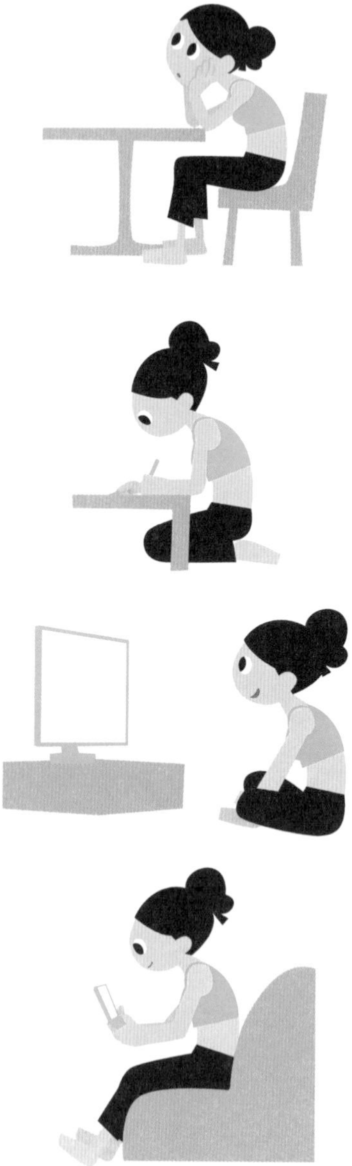

本來用正確姿勢坐下就是很重要的事情，但是人們為了輕鬆一點，會在不知不覺中慢慢變成不依賴肌肉的「駝背」姿勢。以這種駝背姿勢想要看前方時，下巴會往上抬，頭部會從身體正上方往前伸出來。

此外，背部向後傾斜，臀部往前滑動，上半身壓在骶骨上的「骶骨坐姿」也會助

骶骨坐姿　　駝背姿勢　　正確姿勢

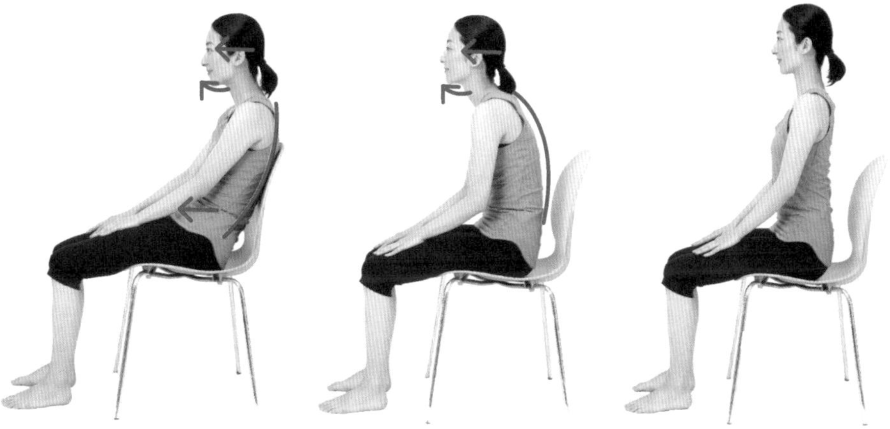

長駝背（見上圖照片）。

這些姿勢或許坐起來很輕鬆，卻是非常不良的姿勢。

如果持續這樣的姿勢，會引起各種身體不適，包括全身姿勢變差、肩膀痠痛、頸部痠痛、腰痛、便秘、肺活量降低、腹部或上臂累積脂肪、很多女性都會有的頸椎僵直等症狀。此外，看起來也會比實際年齡還要老，全都是對身體無益的事情。

順帶一提，理想的椅子高度為「身高 × 0.25 −（0~2）cm」，使用桌子工作時，理想的桌子高度為「身高 × 0.25 −（0~2）＋身高 × 0.183 −（0~2）cm」。而理想的廚房流理台高度則為「身高 ÷ 2 ＋（5~10）cm」。請記得檢查自己的桌椅、流理台高度，試著調整這些家具的高度吧。

駝背是各種疾病的根源。接下來我要介紹可以治療駝背，使身體恢復正確姿勢的筋膜伸展。

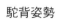

1

萬歲動作的筋膜伸展

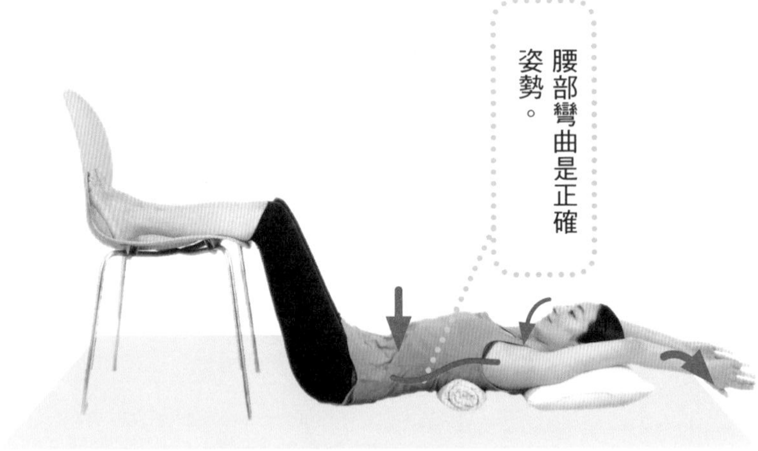

30秒 3次

1

重心放在肩胛骨下方，把捲成圓筒狀的毛巾捲墊在背部，腳放在椅子或沙發上。將低一點的枕頭墊在頭部下方，下巴稍微往喉嚨靠近，手部擺出萬歲動作。以這個狀態伸展胸前，維持30秒。

這個動作請反覆進行3次。習慣之後，請將進行時間延長。

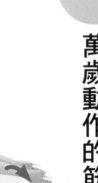

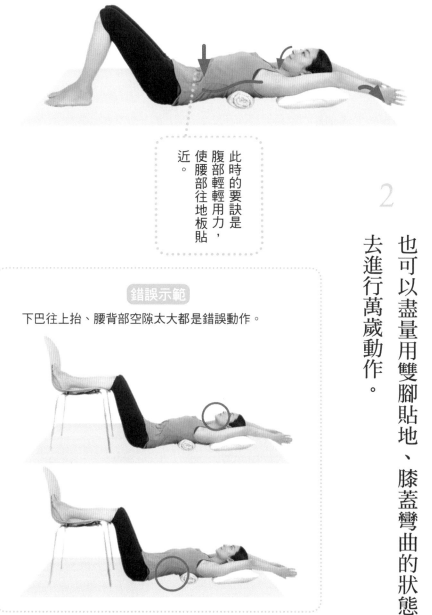

2

也可以盡量用雙腳貼地、膝蓋彎曲的狀態去進行萬歲動作。

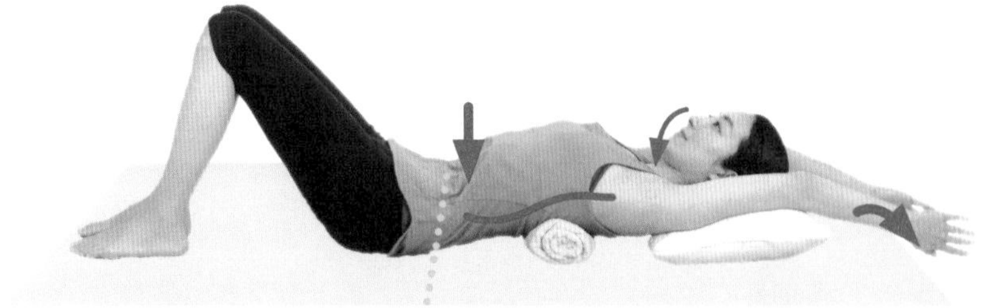

此時的要訣是腹部輕輕用力，使腰部往地板貼近。

錯誤示範

下巴往上抬、腰背部空隙太大都是錯誤動作。

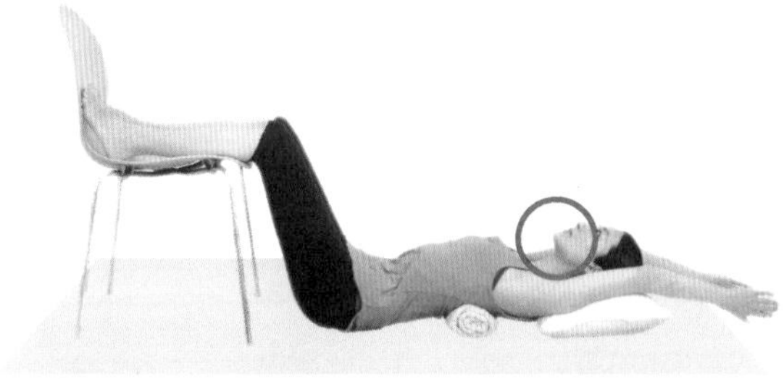

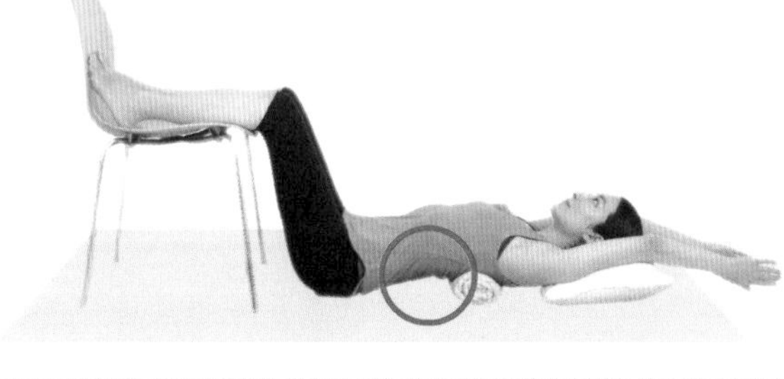

2 俯臥姿勢，伸展身體的筋膜伸展

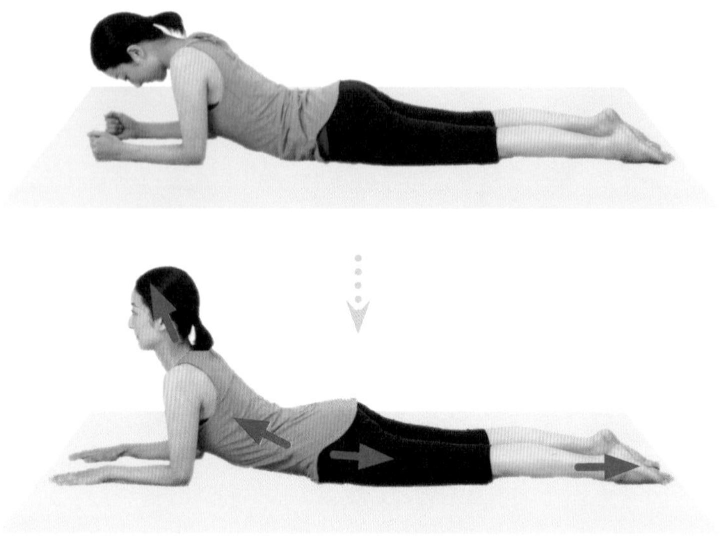

1

採取俯臥姿勢，
以雙肘為支點，
手肘到手掌都貼地。
雙腳慢慢往腳尖方向伸展，
以雙肘為支點，
將身體稍微往斜上方撐起，
慢慢伸展，維持20秒。

2

以雙手為支點，雙腳慢慢往腳尖方向伸展，以雙手為支點，將身體伸直稍微往斜上方撐起，慢慢伸展，維持20秒。

這個動作請反覆進行3次。
此外，習慣之後，請將進行時間延長。

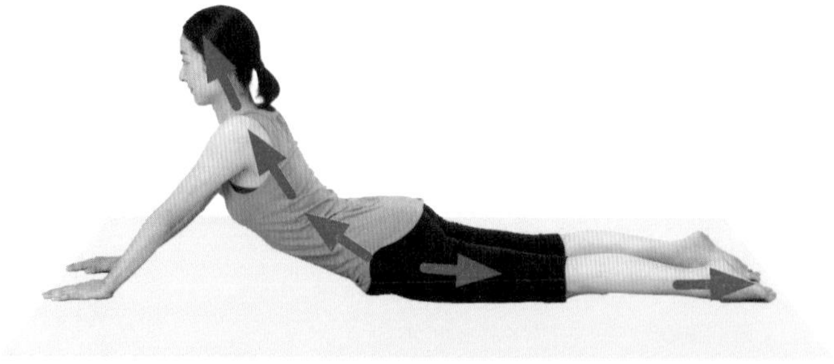

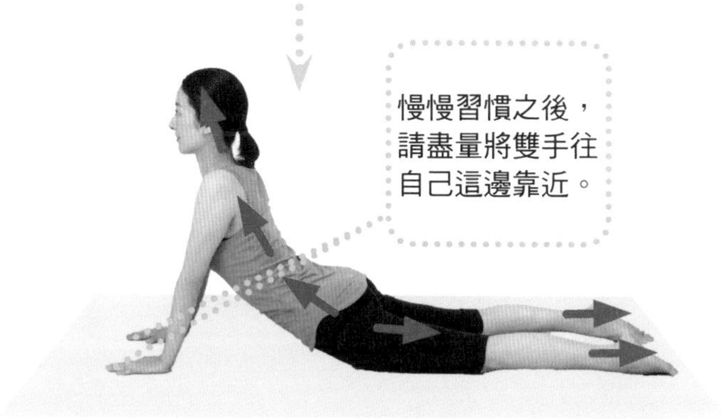

錯誤示範

下巴往上抬、只有腰部向前凸都是錯誤動作。

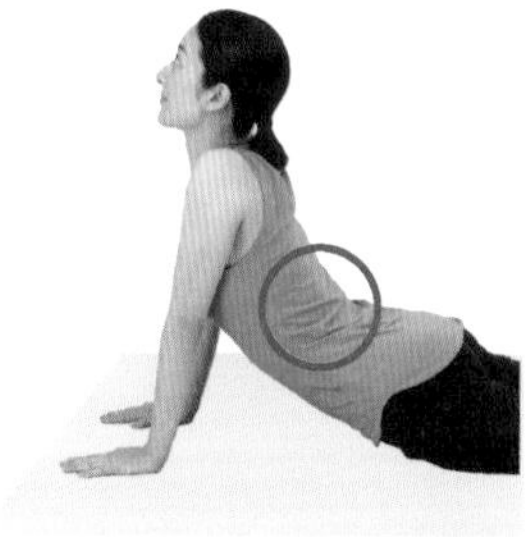

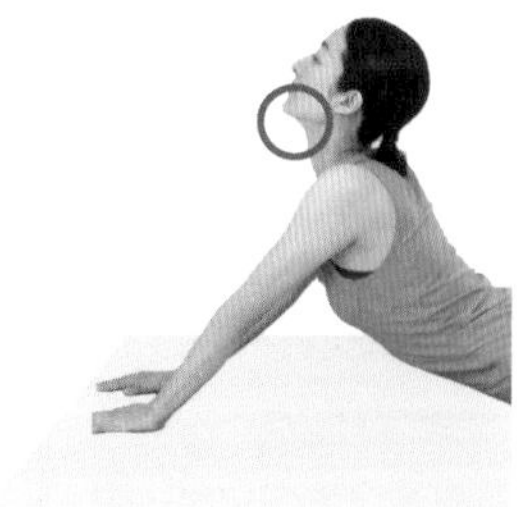

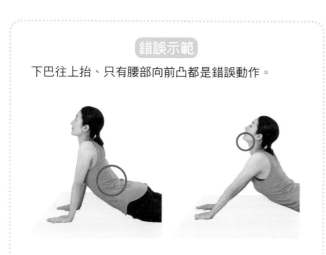

3 四肢跪地，收緊臀部的筋膜伸展

30秒 3次

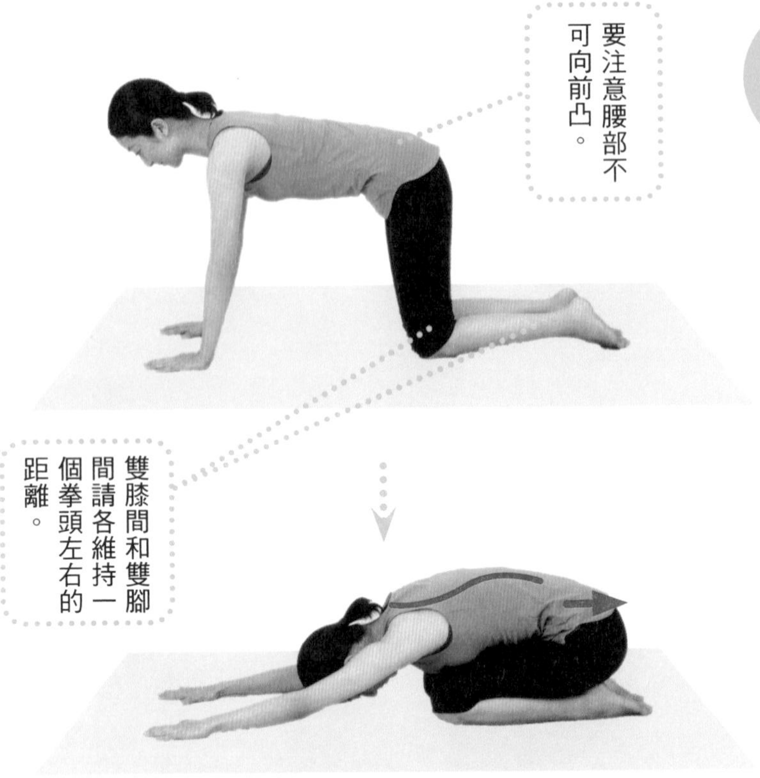
要注意腰部不可向前凸。
雙膝間和雙腳間請各維持一個拳頭左右的距離。

1

採取四肢跪地的姿勢。
以這個姿勢為起點，
雙手貼在地板上，
讓臀部往後移動。
此時腰部維持彎曲狀態，
伸展胸前，維持30秒。

錯誤示範

下巴往上抬、腰部向前凸都是錯誤動作。

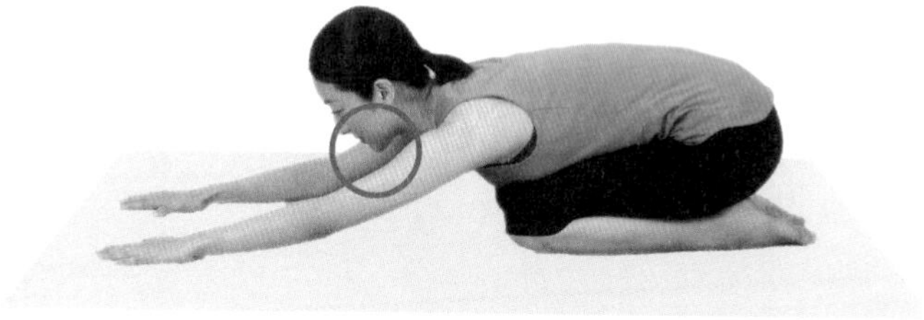

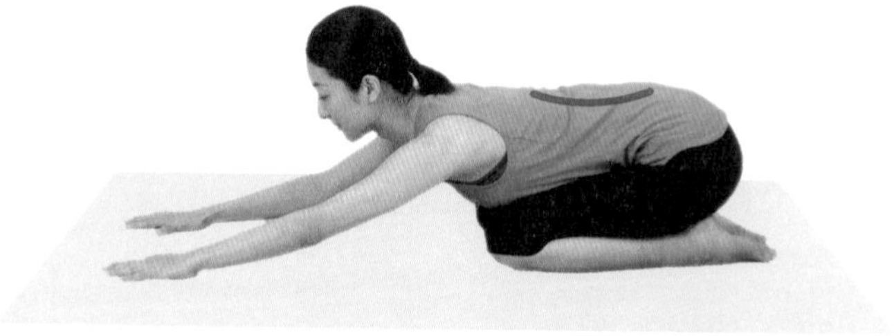

腰部向前凸的人，請將雙手和雙膝之間的距離縮短，雙膝盡量比髖關節更往前一點。

這個動作請反覆進行3次。習慣之後，請將進行時間延長。

4

手肘貼地，雙腳跪地，收緊臀部的筋膜伸展

這個動作可以確實放鬆背闊肌這種長條形肌肉。

30秒
3次

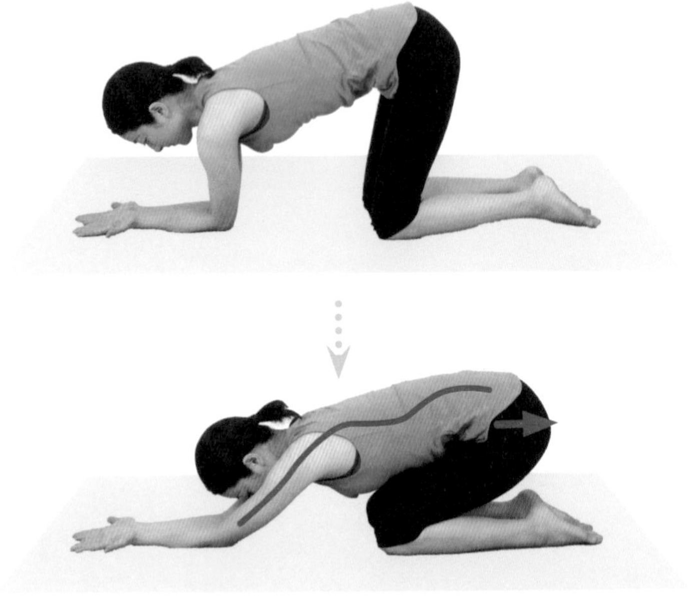

1

雙手的前臂和小指併攏，雙手手掌朝上，手背緊貼地面，採取四肢跪地的姿勢。此時讓臀部往後移動。腰部要維持彎曲狀態，從胸前、肩膀，然後伸展到骨盆，維持30秒。

當感覺雙肘好像快要分開，或手背快要離開地面時，要忍住、繼續伸展。此時的要訣是腹部輕輕用力，使腰部往地板貼近。

這個動作請反覆進行3次。習慣之後，請將進行時間延長。

錯誤示範

下巴往上抬、腰部向前凸一樣是錯誤動作，而雙肘分開、手背離開地面也是錯誤動作。

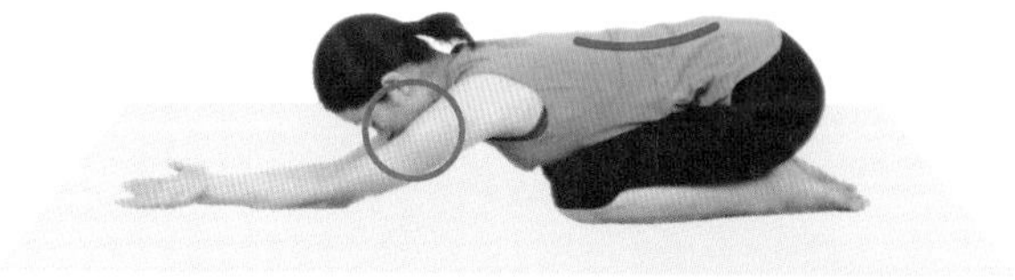

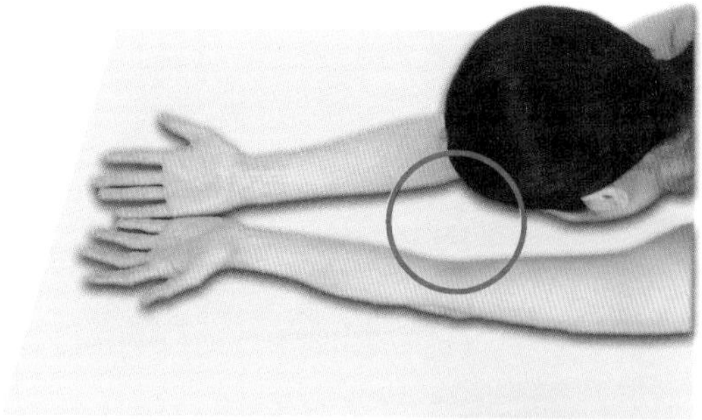

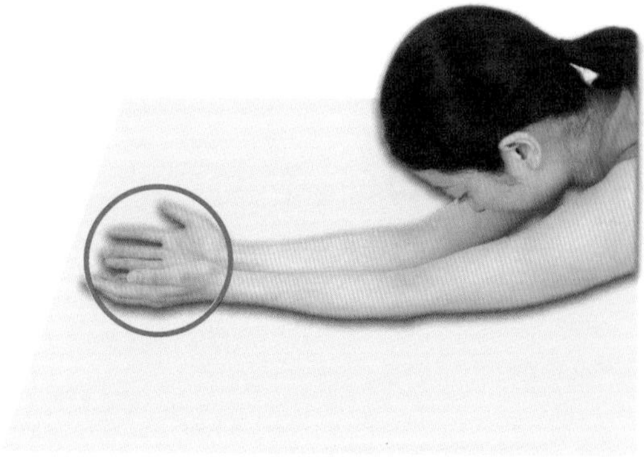

5

蛙式姿勢，收回手肘，轉動肩膀的筋膜伸展

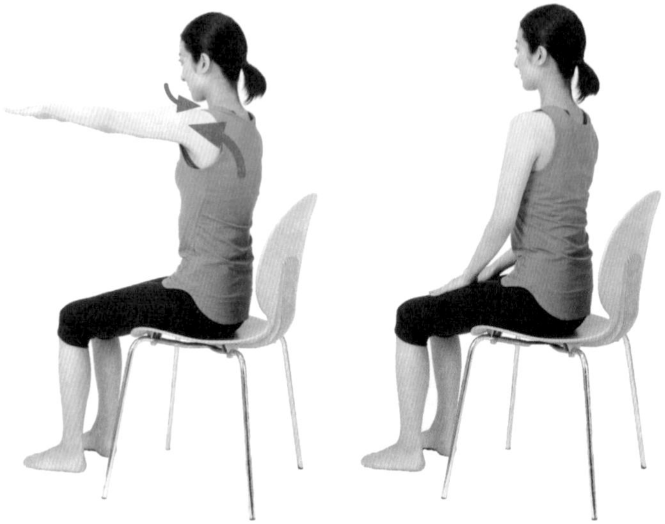

1

坐在椅子上，背部盡量不要彎曲，同時以蛙式游泳姿勢，將雙手往前伸出去。兩邊的肩胛骨也要一起往前，伸展左右肩胛骨之間的部位，維持20秒。

60秒
3次

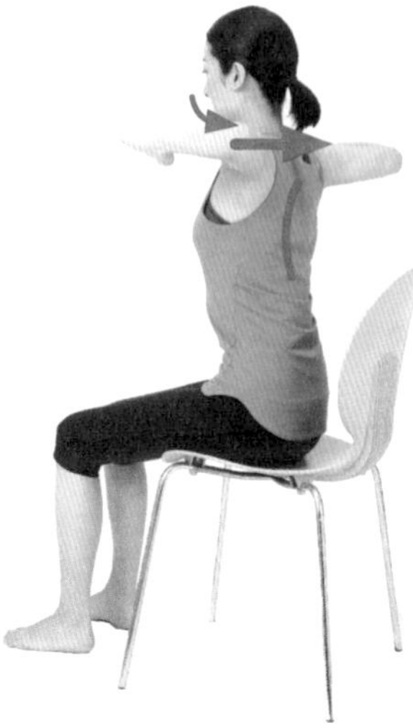

2

接下來，將雙肘往後拉，
並舉到與肩膀同高的位置，
下巴盡量貼近喉嚨，
但不要低頭，
請看著正前方。
此時伸展前胸，維持20秒。

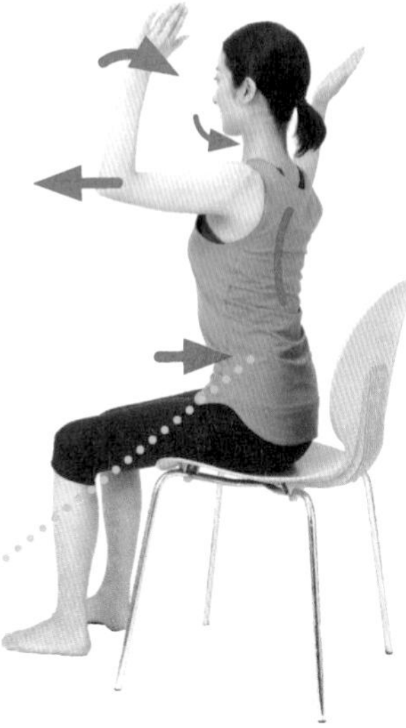

3

接著，維持下巴貼近喉嚨的狀態，
雙肘回到肩膀前面的位置，
同時雙手像是要朝向前方一樣，
把兩邊的肩胛骨往上拉，
維持20秒。

此時腹部請輕輕出力，盡量不要讓腰部向前凸。

這些步驟合計60秒，如果所有步驟都能做到，每個步驟請盡量各做30秒，以合計90秒為目標吧。這個動作請反覆進行3次。

因為同時會放鬆到肩膀周圍的部位，對於肩膀痠痛和頸部痠痛也有很好的效果。

此外，還有令人開心的一件事，這個動作對於改善雙下巴也很有效果。枕頭如果太軟，仰睡時頭部就會向下沉，但下巴卻會往上抬，使頸部前方的筋膜失去彈性，這就是雙下巴形成的原因。所以要避免使用太軟的枕頭。

錯誤示範

雙肘往下、腰部向前凹都是錯誤動作。為了避免腰部向前凸，請坐在低一點的椅子上，或是腹部輕輕出力來進行這個動作。

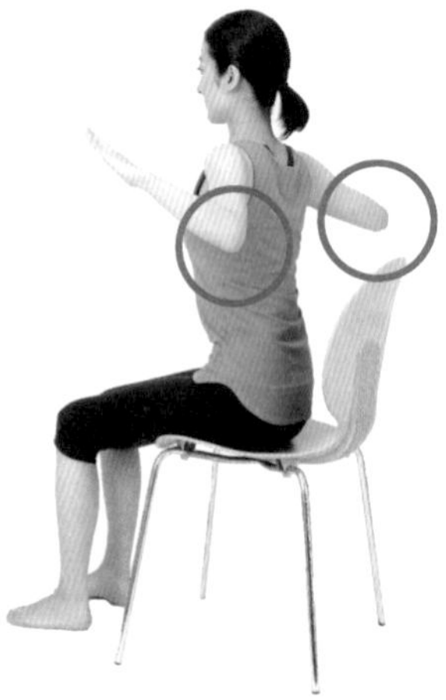

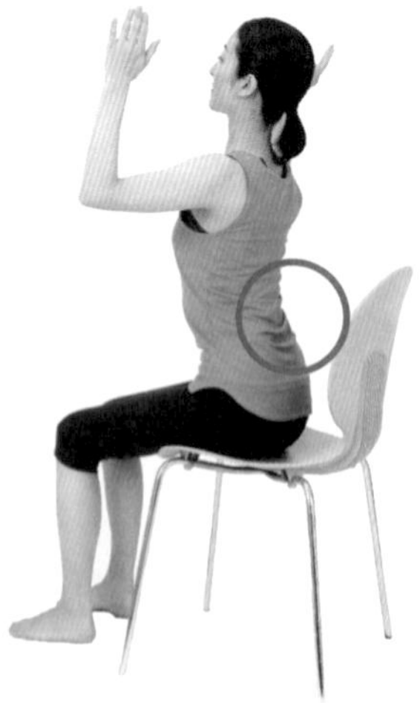

治療駝背

6

一邊按壓肩胛骨，一邊轉動骨盆的筋膜伸展

30秒
3次

進行前一個「蛙式姿勢，收回手肘，轉動肩膀的筋膜伸展」動作時，覺得「很難把肩胛骨往上拉」的人，可以事先做這個放鬆動作，會比較有效果。

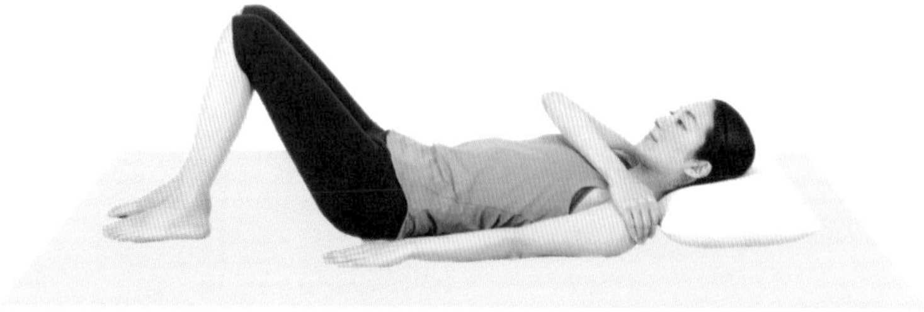

1

採取仰躺姿勢，雙膝彎曲立起。一隻手按壓另一邊的肩膀，像是要往地板壓一樣，維持10秒。

2

接下來，將雙膝和骨盆往肩膀沒有被壓住的那側轉動，直到被壓住的肩膀開始往上抬才停止，維持20秒。

這個動作請左右交替，反覆進行3次。習慣之後，請將進行時間延長。針對左右兩側比較難以進行的方向，盡量花時間慢慢放鬆。

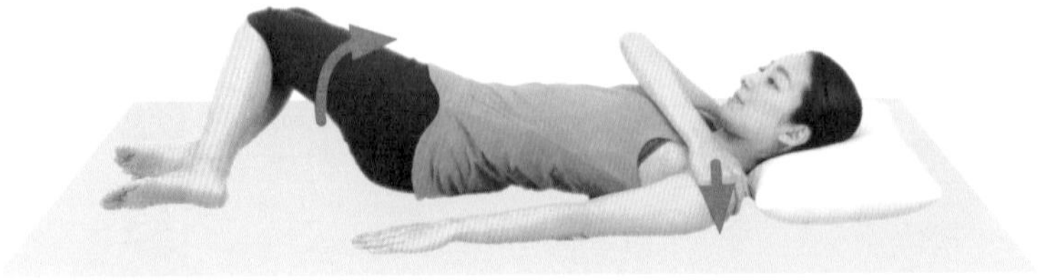

錯誤示範

轉動雙膝和骨盆時，肩膀往上抬、腰部大力扭動都是錯誤動作。
此外，下巴會往上抬的人，請在頭部下方墊枕頭再進行這個動作。

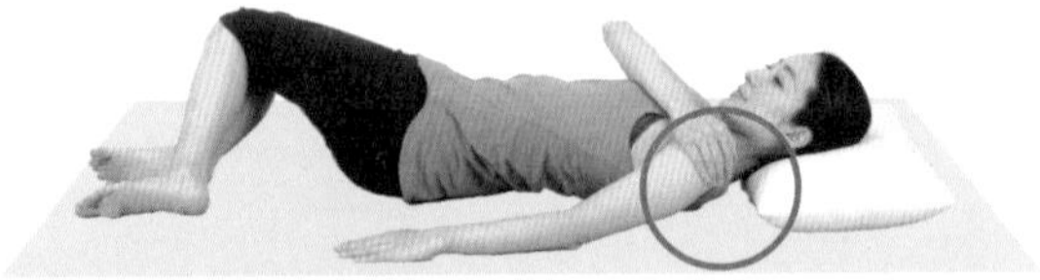

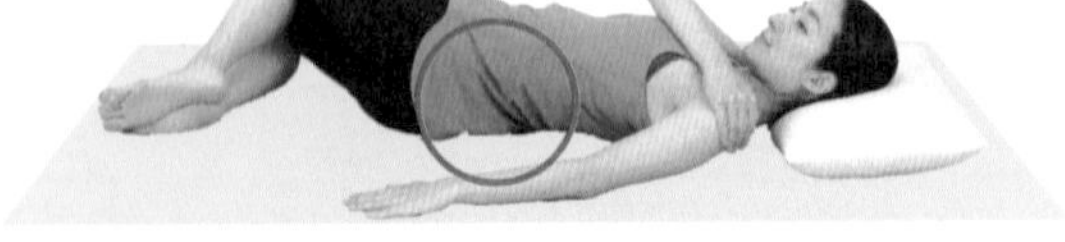

7 模仿駭客任務動作的筋膜伸展

30秒 3次

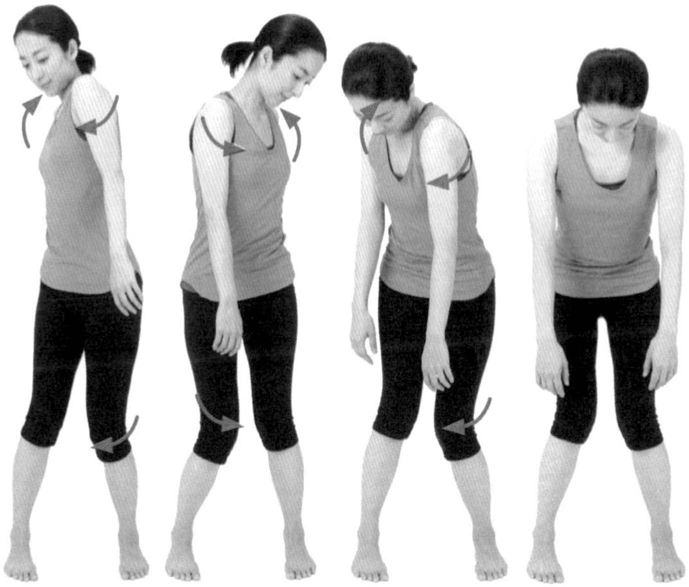

1

採取身體前傾的姿勢，膝蓋稍微彎曲，下巴稍微往前。

2

雙肩輪流慢慢地往後轉動，同時慢慢挺直身體。此時，腰部像是要往反方向扭轉一樣，慢慢轉動。這個步驟的要訣是腹部要輕輕用力。

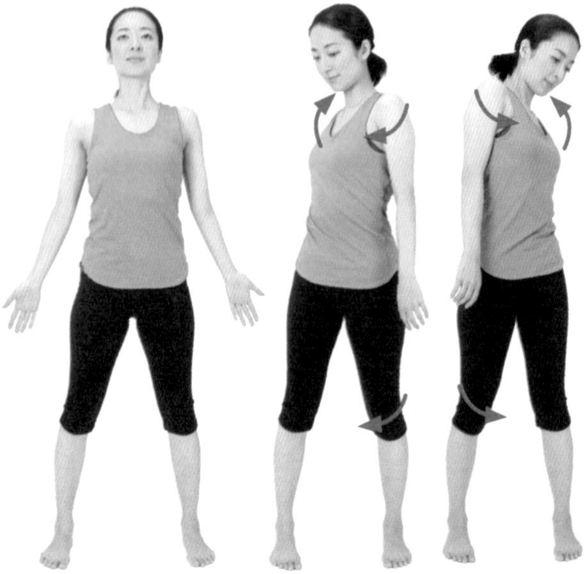

3

請注意盡量不要讓腰部向前凸，
此外，轉動肩膀和腰部時，
也要一邊縮下巴，
一邊挺直身體，
頭部盡量維持在身體正上方，
最後以正常姿勢往前看。

這個過程請花20秒～30秒慢慢進行。
這個動作請反覆進行3次。

錯誤示範

一開始膝蓋伸直、腰部太向前凸都是錯誤動作。

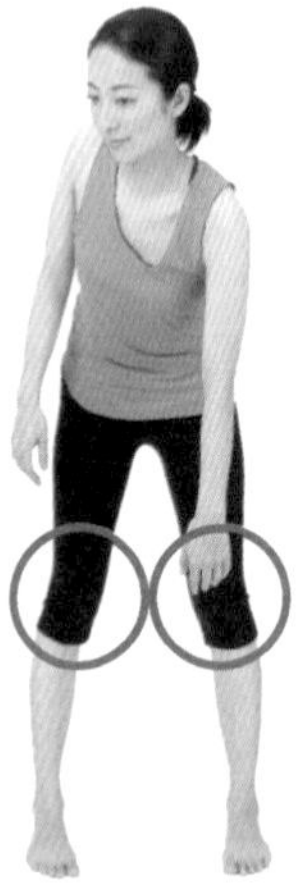

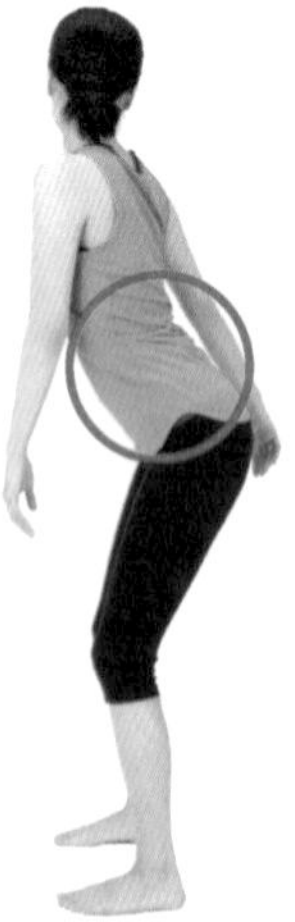

Chapter

5

擴胸的筋膜伸展

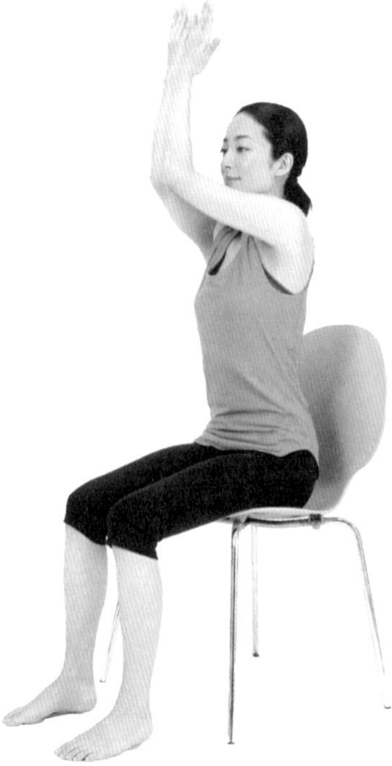

如果有駝背，連帶的也會出現胸部內陷的狀況。
好好治療駝背，讓鎖骨線條變俐落，並且達到擴胸的效果吧！

胸部內陷的原因，除了駝背姿勢，從手臂通過脊椎連結到骨盆的大三角形肌肉「背闊肌」僵硬變短也會造成影響。
駝背造成肩膀往前傾，背闊肌會跟著變得僵硬。

此外，如果想要擴胸，也必須注意胸罩的穿法。

駝背的女性，胸罩下圍的背鉤總是會往下移，造成背帶位置變成支撐點，變得容易駝背。
胸罩下圍的背鉤位置，要盡量落在肩胛骨下方。
女性在正確的位置穿戴胸罩，能把脊椎的胸椎往前推，並能注意到隨時挺胸。

豐胸

1 緊實胸部的筋膜伸展

30秒
3次

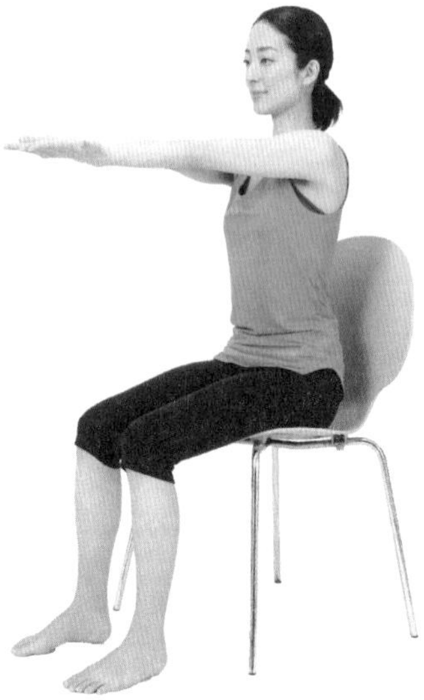

1

雙手手掌朝上，
雙臂往前伸直。
雙手的小拇指併攏。

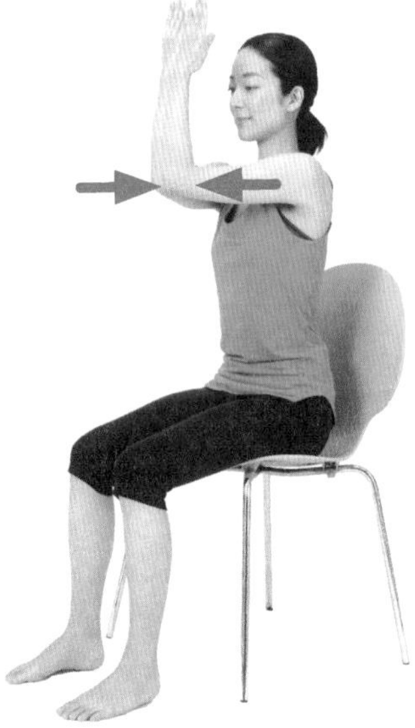

2

手肘彎曲90度，
雙手從手肘到手腕、
小拇指都緊貼在一起，
維持10秒。

3

延續前面的姿勢，雙手往上抬，在雙肘快要分開時，維持20秒。

這個動作請反覆進行3次。習慣之後，請將進行時間延長。持續做這個動作可以擴胸，並且不容易累積背部的脂肪。

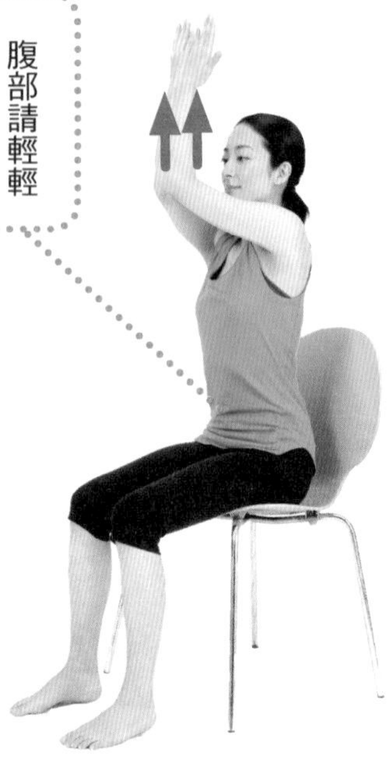

腹部請輕輕用力。

錯誤示範

雙手往上抬時，雙肘分開、腰部向前凸都是錯誤動作。

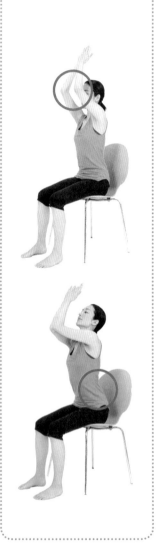

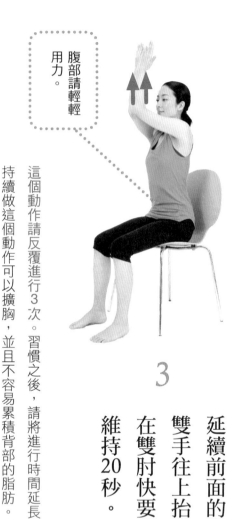

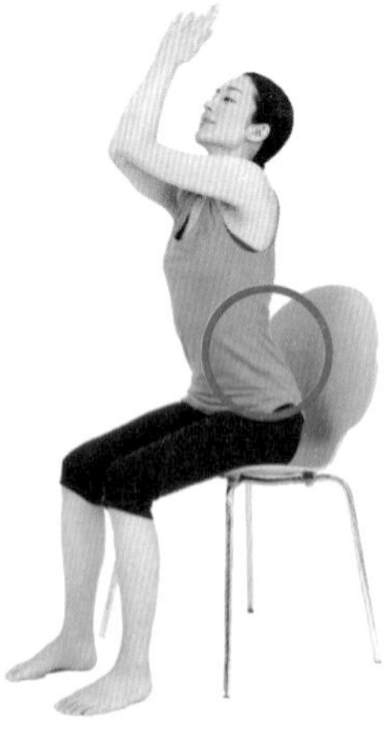

2 轉動肩膀挺胸，手往下滑動的筋膜伸展

40秒
3次

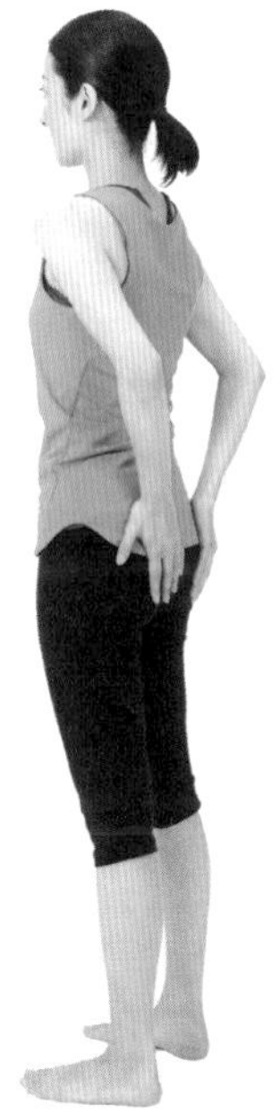

1

雙手貼在臀部兩側。

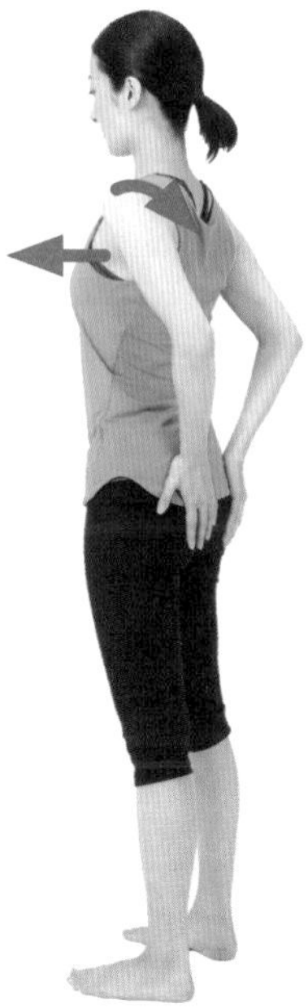

2

雙肩往後方轉動，同時胸部往前挺，維持20秒。

3 延續前面的姿勢，雙手沿著臀部往下滑動，雙肩的肩胛骨往下伸展，維持20秒。

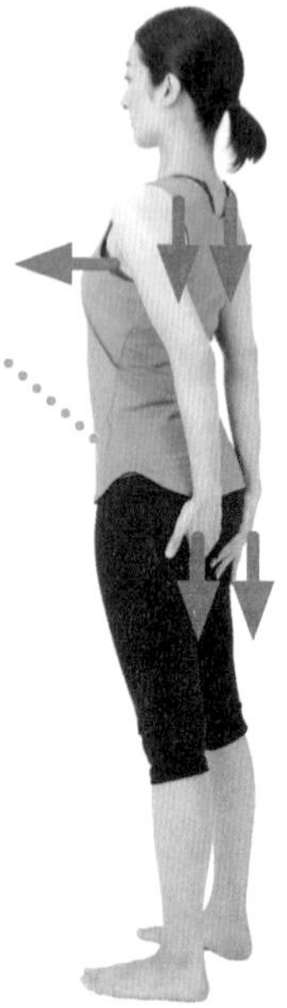

腹部請輕輕用力。

這個動作請反覆進行3次。習慣之後，請將進行時間延長。持續做這個動作既可以改善姿勢，還能擴胸。

錯誤示範

腰部向前凸、下巴往上抬都是錯誤動作。

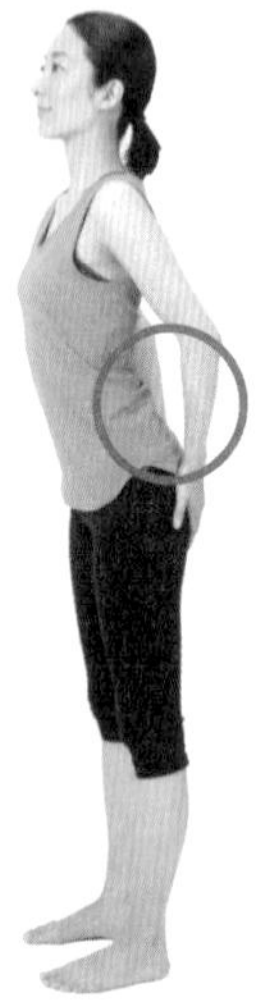

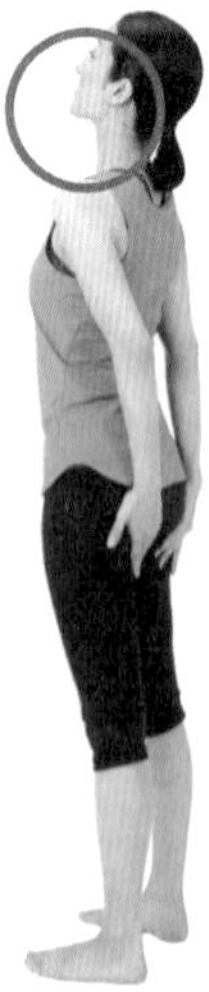

Chapter

6

治療頸椎僵直的筋膜伸展

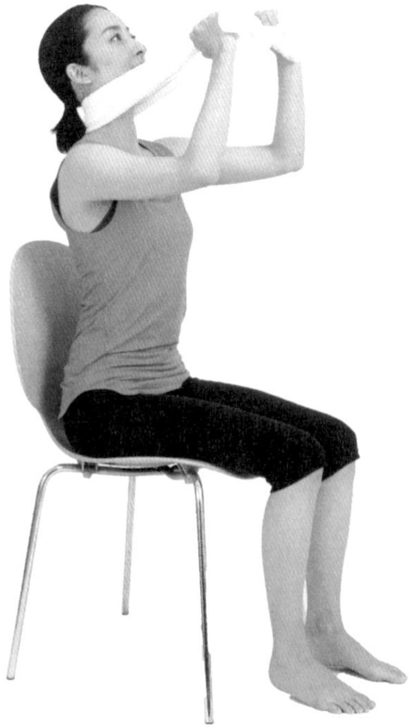

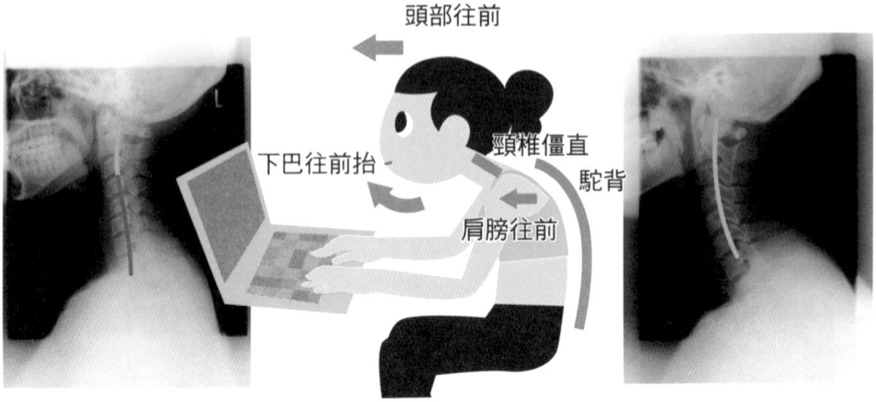

頸椎僵直

正常的頸部彎曲

正常的頸部，是呈現頸部正中央往前彎曲（前彎）的狀態。

因為駝背導致頭部往前，下巴往上抬的話，頸部後面的肌肉就會變硬。

在這種狀態下，即使想要縮下巴往前看，因為無法將下巴縮回來，就會將頸部正中央往前彎往前看。於是駝背再加上頸椎僵直就會導致更嚴重的不良姿勢。（參照上圖）。

一旦變成這種情況，為了支撐頭部的重量，不只會對肩膀造成負擔，對頸部後面的肌肉群也會造成負擔，頸部也會出現痠痛情況。這也是肩膀下垂的女性常有的姿勢。

所以，在此我要介紹這個治療頸椎僵直的筋膜伸展。如果搭配前面所介紹的「治療駝背的筋膜伸展」一起進行，就會更有效果。

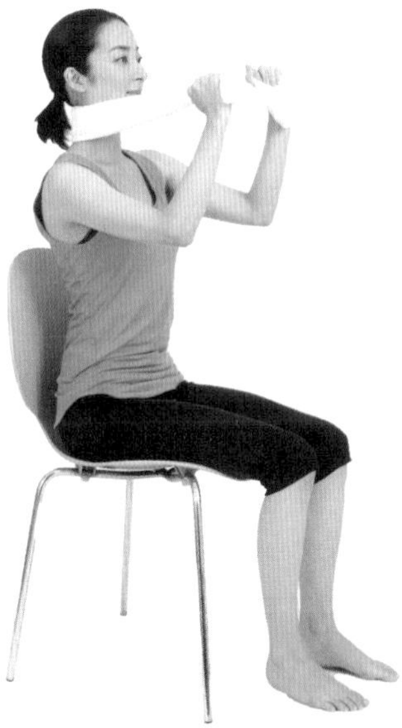

1

端正坐在椅子上。
雙手拿著毛巾，
將毛巾放在頸部後面。

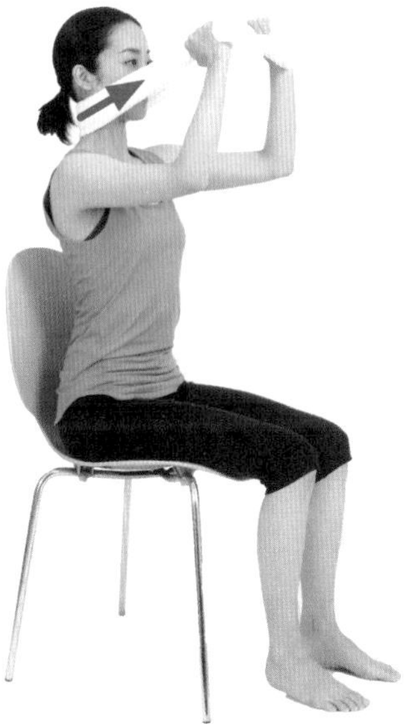

2

整個頸部往後仰，
並將毛巾往斜上方拉。
藉由這個步驟，
在前頸椎中央做出弧度，
維持10秒。

3

將毛巾輕輕往斜上方拉並挺胸，同時使下巴像朝喉嚨中央貼近一樣縮下巴。

感覺毛巾快要往後拉時，在這個位置停下來，維持20秒。

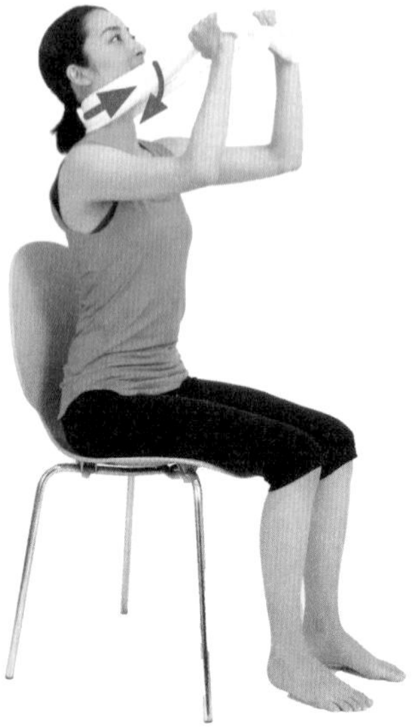

這個動作請反覆進行3次。覺得縮下巴很難，或出現疼痛感時，請放輕拉扯毛巾的力量。

錯誤示範

毛巾太用力往前拉導致無法縮下巴、或是毛巾往後拉時，頸部正中央往前彎曲都是錯誤動作。

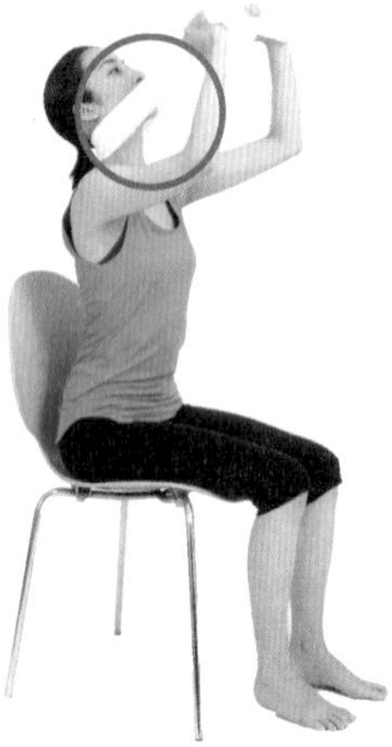

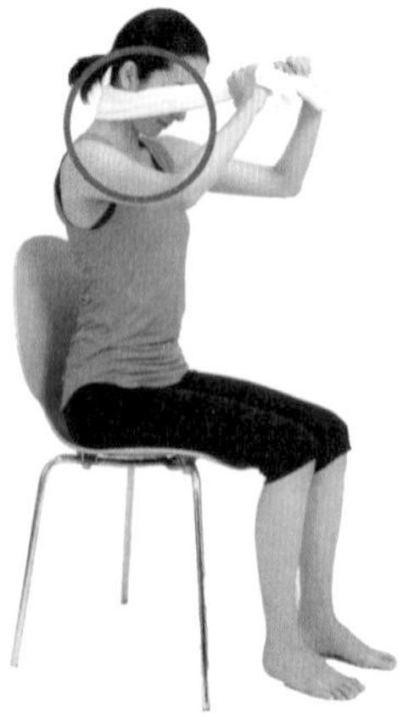

Chapter

7

頸部和肩膀的筋膜伸展

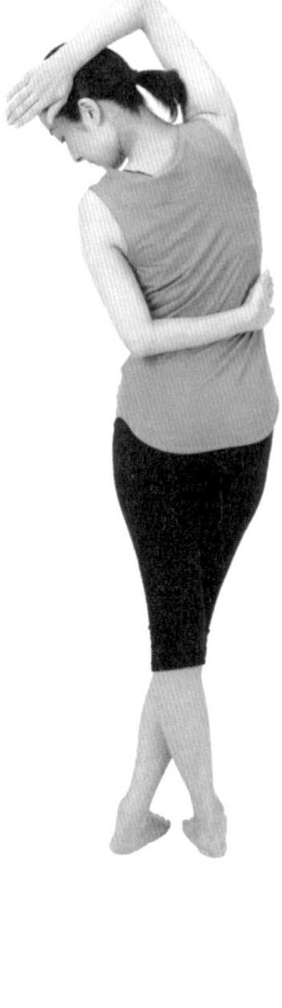

接下來要向有肩膀痠痛和頸部痠痛的人介紹很有效果的筋膜伸展。

肩膀痠痛的人有三種類型，分別是肩膀聳起的人、肩膀下垂的人、以及不屬於前面兩種但還是會痠痛的人。

肩膀聳起的人，連接頭部和整個肩膀的肌肉總是像千層派一樣，從淺層肌肉到深層肌肉都會痠痛。

肩膀下垂的人，連接頸部和肩胛骨的深層部位的肌肉會特別痠痛。連深層肌肉的痠痛都像千層派一樣層層堆積的人，即使拍打或按壓都很難改善這種問題。

此外，也有很多人是不屬於這兩種類型的肩膀痠痛，因為寫字、打毛線、使用電腦或手機等情況，長時間維持相同姿勢，過度使用肩膀周圍的肌肉，也會引起肩膀痠痛或頸部痠痛。

不論是哪一種類型，一旦肩膀痠痛和頸部痠痛的情況變嚴重，甚至還會引發偏頭痛、頭暈及耳鳴，更甚者還會出現自律神經失調症狀，連日常生活都會過得很痛苦。

想要知道自己是肩膀聳起或是肩膀下垂，需要從身體後方觀察，專業方法是以第一胸椎下緣連成的水平線為基準，來看雙肩的肩峰是比水平線高還是低，但是自己很難進行這種觀察。

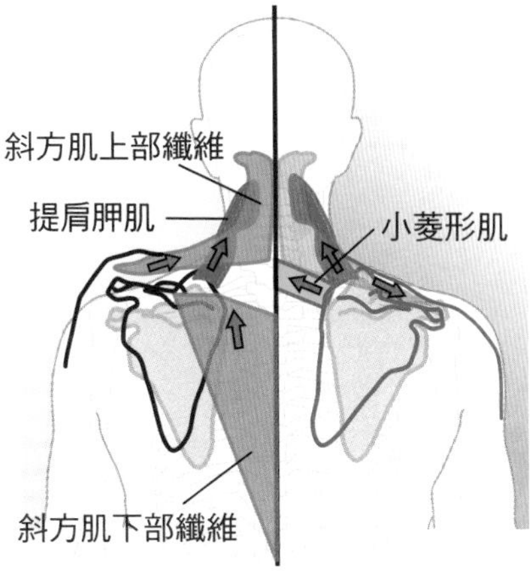

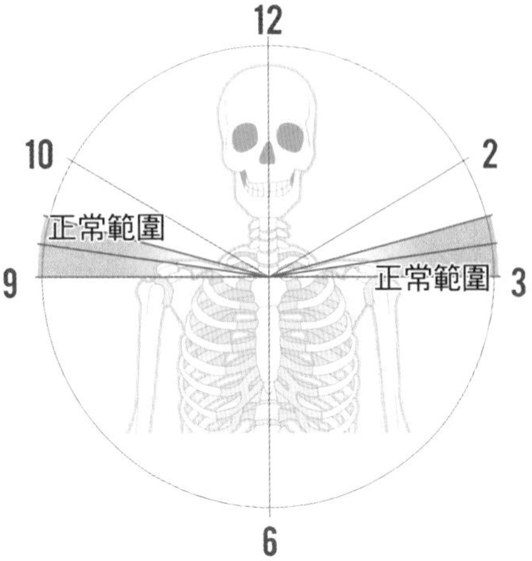

有個好方法，就是站在鏡子前面，檢查鎖骨的傾斜度。

我們以時鐘為例來看左右鎖骨呈現的角度，在兩點和三點中間比較靠近三點，九點和十點中間比較靠近九點，這樣的鎖骨角度大致上是正常的。

鎖骨角度如果是比前述位置還要高，則是典型的肩膀聳起，如果是還要低，就是典型的肩膀下垂（上右圖）。

如果是肩膀聳起，斜方肌上部纖維和提肩胛肌會僵硬變短，斜方肌下部纖維會拉長，使得肌力下降。

如果是肩膀下垂，提肩胛肌和小菱形肌會僵硬變短，斜方肌上部纖維會拉長，使得肌力下降（上左圖）。

筋膜伸展時，肩膀聳起和肩膀下垂的鬆解方法也有所差異。

接下來就跟大家介紹利用肩膀周圍的筋膜伸展，來改善肩膀痠痛和頸部痠痛的方法。

1

環抱肩胛骨的筋膜伸展

60秒3次

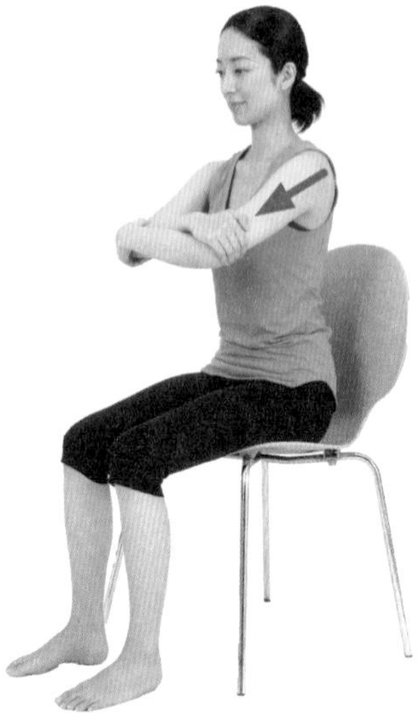

1

坐在椅子上，
雙手在胸前交叉，
互相抓住另一手的手肘。
維持這個姿勢，
將雙肘往斜下方伸展，
伸展背部，維持10秒。

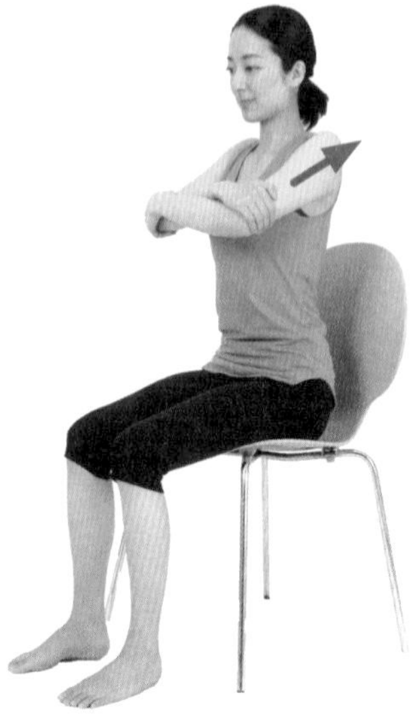

2

接下來感覺身體往後上方拉，
伸展前胸，維持10秒。

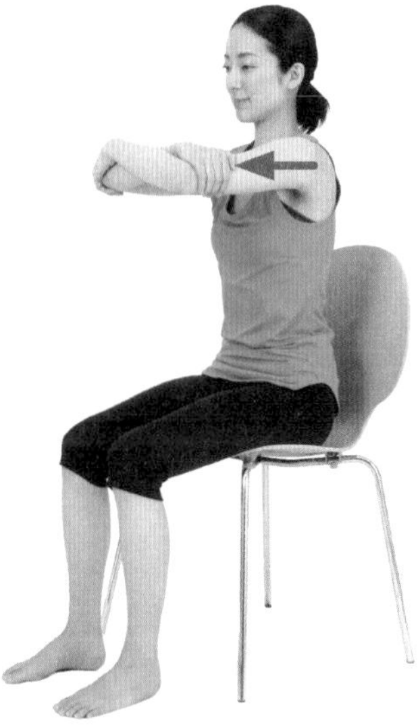

3

雙肘往正前方伸展，伸展背部，維持10秒。

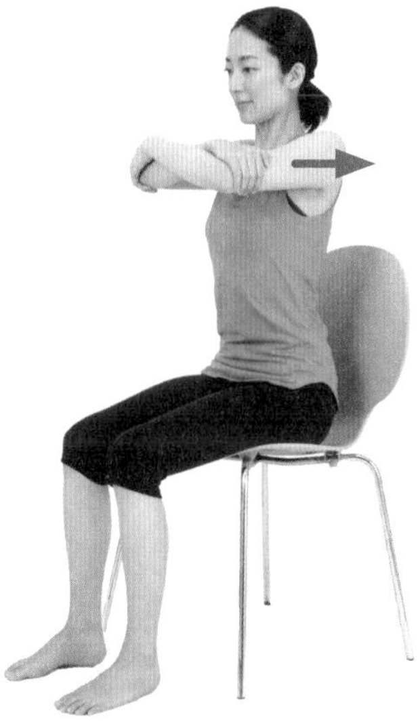

4

接著感覺身體往正後方拉，伸展前胸，維持10秒。

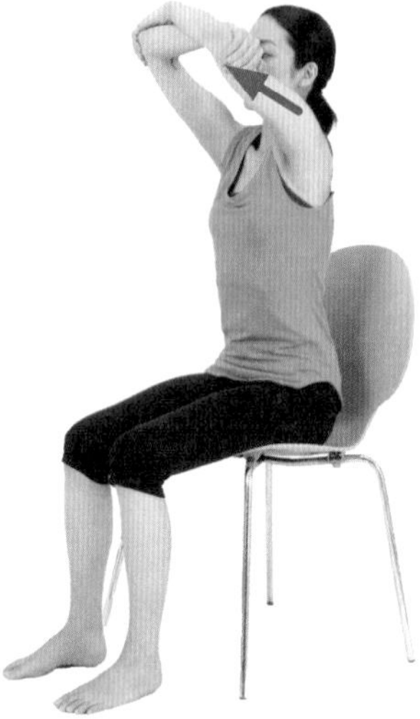

5

雙肘往斜上方伸展，伸展背部，維持10秒。

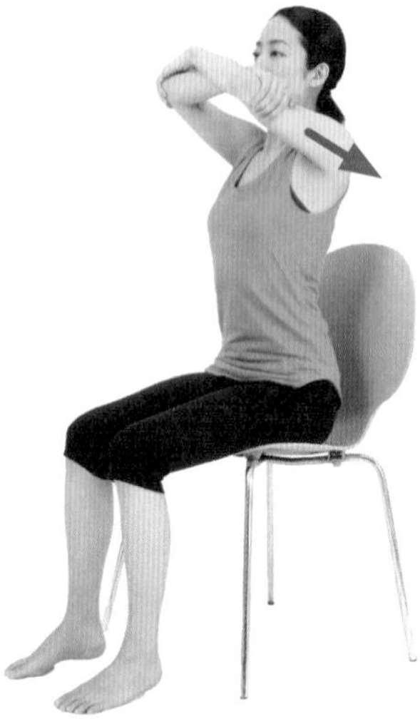

6

感覺身體往後下方拉，伸展前胸，維持10秒。

步驟1～6請反覆進行3次。

錯誤示範

往前時腰部太彎曲、往後拉時腰部太向前凸都是錯誤動作。

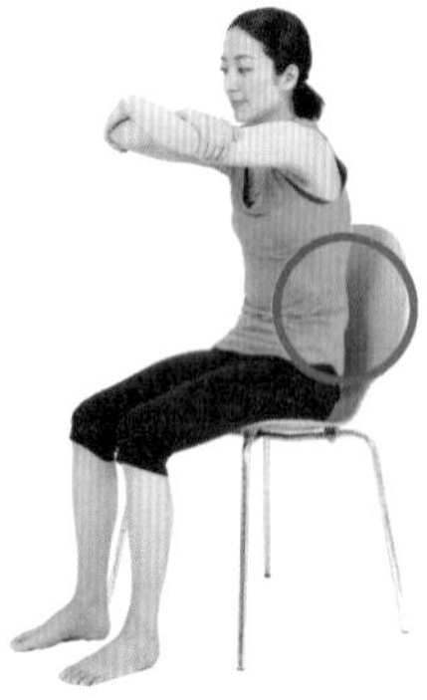

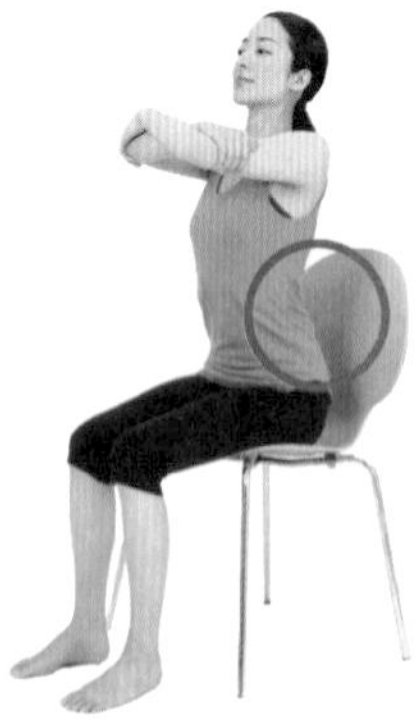

2 利用毛巾伸展頭部的筋膜伸展

40秒
3次

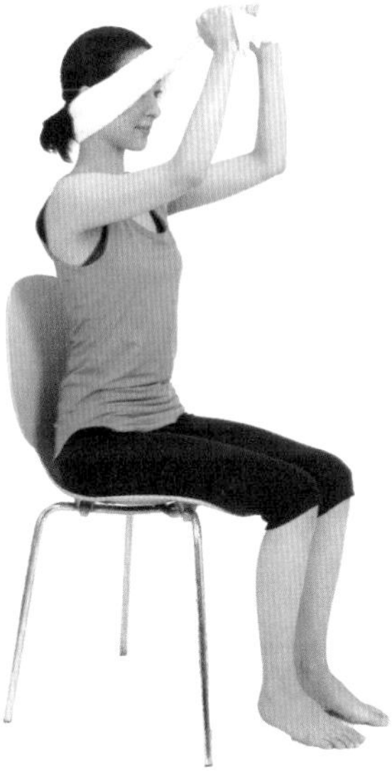

1

雙手拿著毛巾，
放在頭部後方和脖子交界的
凹陷處。

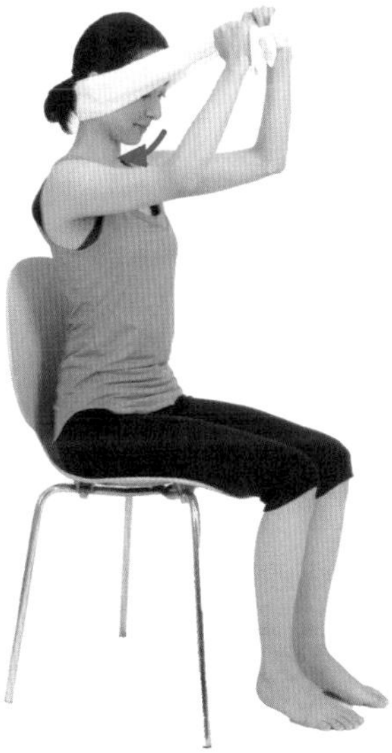

2

輕輕縮下巴，
維持20秒。

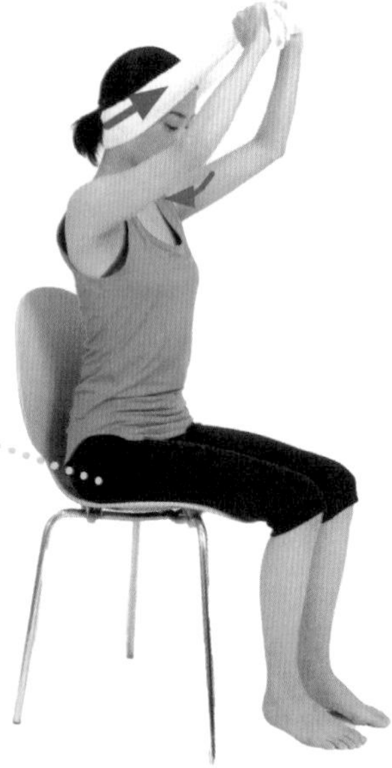

盡量避免讓臀部離開椅子，請確實坐在椅子上。

3

延續前面的姿勢，
整個頭部往斜上方伸展，
維持20秒。
此時感覺整個頸部像竹子
一樣伸直是最理想的。

步驟1～3請反覆進行3次。

錯誤示範

無法縮下巴變成下巴往上抬、腰部向前凸都是錯誤動作。

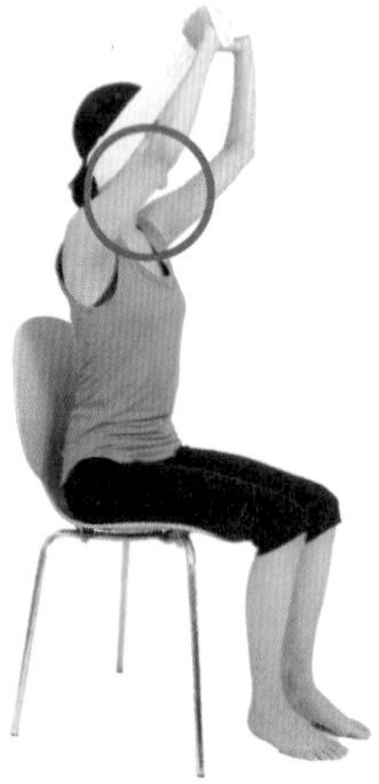

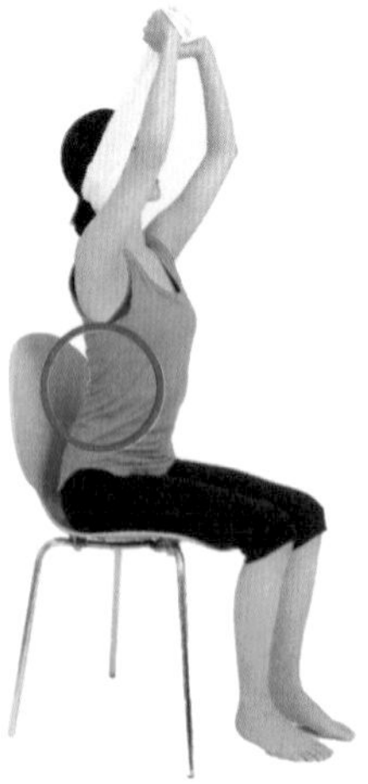

頸部・肩膀周圍

3 搭配毛巾轉動頸部的筋膜伸展

30秒 3次

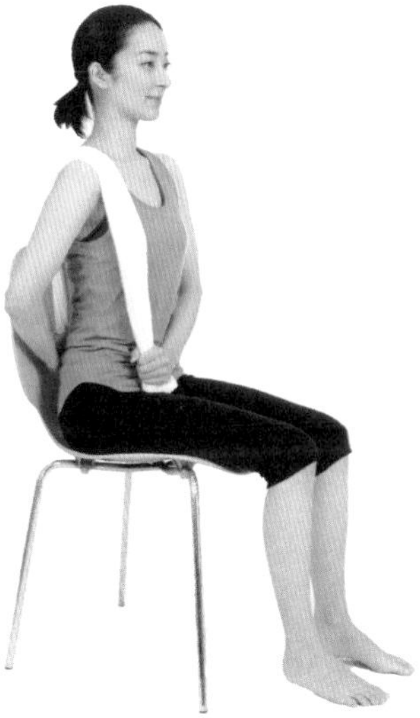

1

將毛巾壓在與頸部彎曲的相反側肩膀上。

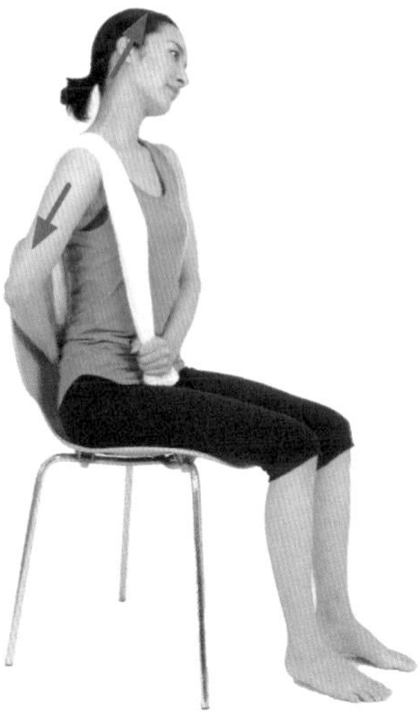

2

延續前面的姿勢並縮下巴，將頸部彎向一側，維持10秒。

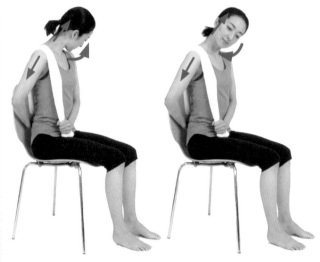

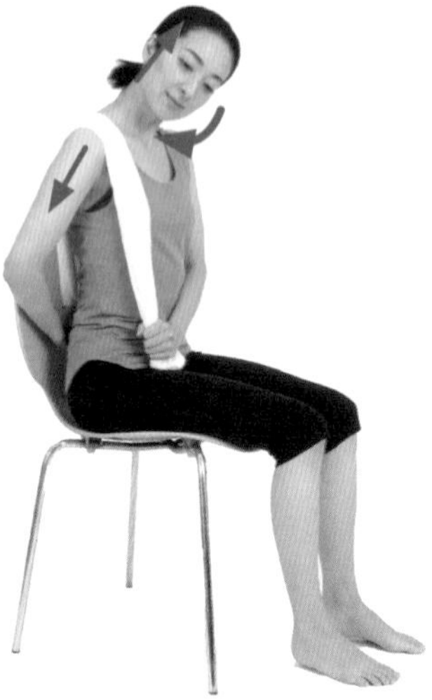

3

接下來讓耳朵轉向肩膀前方，轉動頭部和頸部，維持10秒。

※肩膀下垂的人不適合進行這個動作。

4

鼻子往肩膀靠近，轉動頭部和頸部，維持10秒。

這個動作請左右交替，反覆進行3次。習慣之後，請將進行時間延長。針對左右兩側比較難以進行的方向，盡量花時間慢慢放鬆。

錯誤示範

下巴往上抬頭部往後倒、毛巾壓著的肩膀往上抬都是錯誤動作。

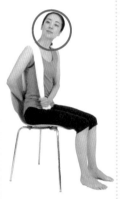

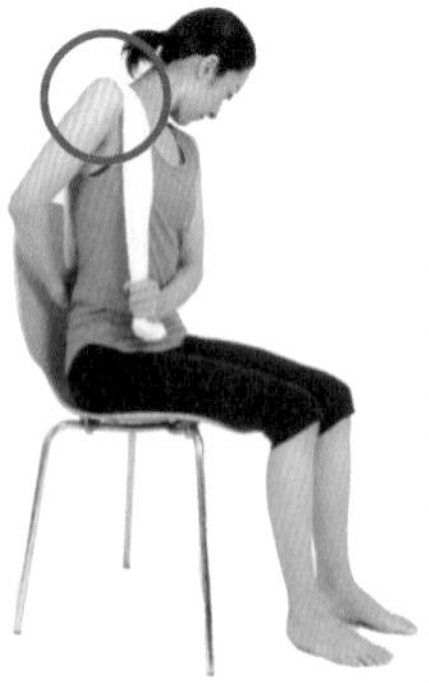

4 轉動肩胛骨的筋膜伸展

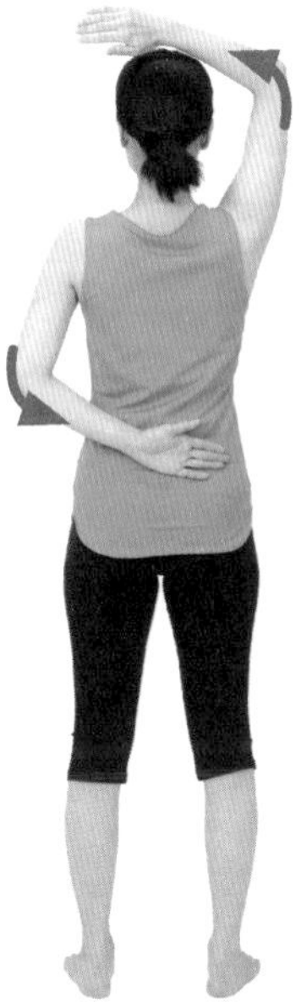

1

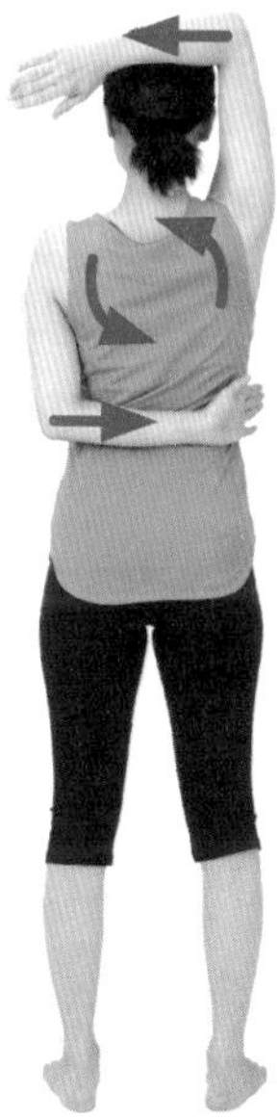

2

右手臂舉到頭上，
左手臂繞到背後，
雙手手肘各自彎曲
成90度的直角。
這是主要姿勢。

轉動手臂，
讓兩邊的肩胛骨從背後看
是逆時針方向轉動，
手肘維持彎曲狀態。
在此維持20秒。

60秒

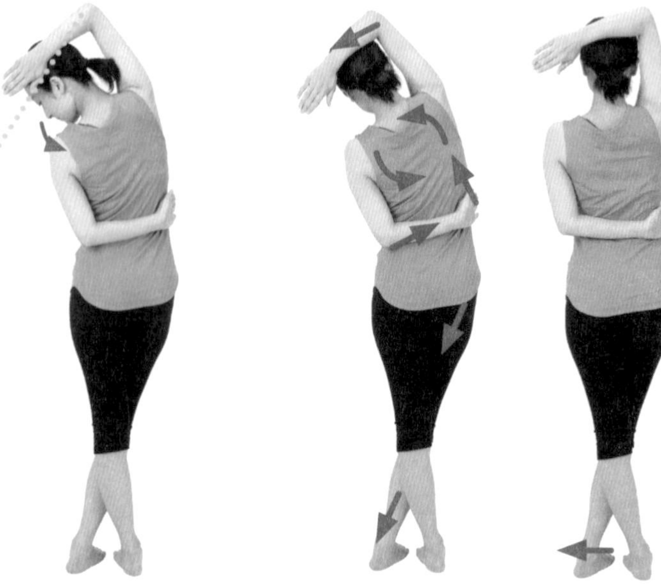

理想的姿勢是只有轉動頸部。請注意右手臂盡量不要往前拉。

3

如果想提高效果，可將右腳放在左腳前交叉，並搭配「腳交叉，手向上伸展的筋膜伸展」（請參照 Chapter3 47頁）維持20秒。

4

如果前述步驟能夠輕鬆做到，再來可將鼻子往左肩靠，轉動頸部，維持20秒。習慣之後，請將這些步驟的進行時間延長。

接下來進行反方向的動作。左手臂舉到頭上，右手臂繞到背後。轉動手臂，讓兩邊的肩胛骨從背後看來是順時針方向轉動。接著將左腳放在右腳前交叉，搭配「腳交叉，手向上伸展的筋膜伸展」，然後將鼻子往右肩靠。

左右兩側若有比較難以進行的，盡量花時間慢慢放鬆。

肩胛骨上有很多肌肉。將連結頭部、頸部、肩胛骨、肩膀、脊椎的筋膜放鬆，可以有效放鬆肩胛骨周圍。此外，搭配「腳交叉，手向上伸展的筋膜伸展」，從往上伸的手臂指尖，經過腰部、一直到腳尖的筋膜都能放鬆。全身身體柔軟後，廣泛範圍的筋膜也能放鬆。

如果雙腳難以交叉，可以只轉動肩胛骨，待習慣之後，再交叉雙腳，不要勉強進行。

錯誤示範

轉動肩胛骨時只有手肘部位彎曲，沒有呈現 90 度直角、準備轉動肩胛骨時，身體往旁邊傾都是錯誤動作。

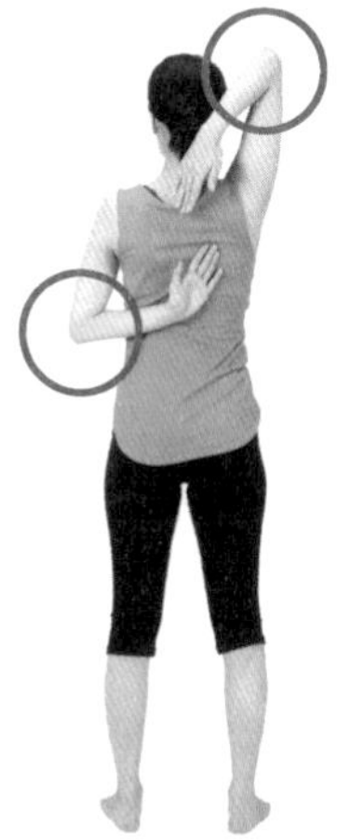

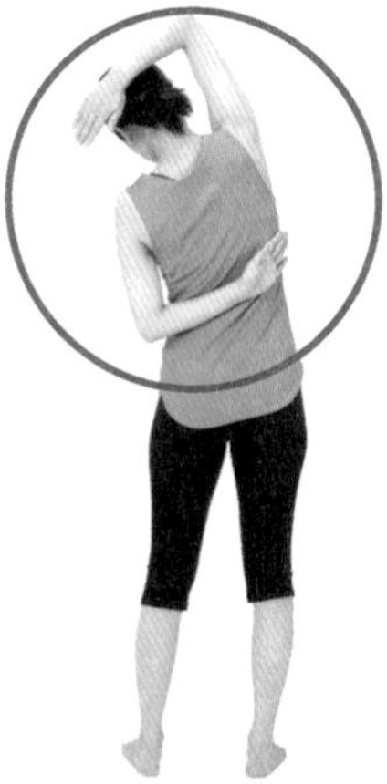

5 鼻子靠肩，伸展單手的筋膜伸展

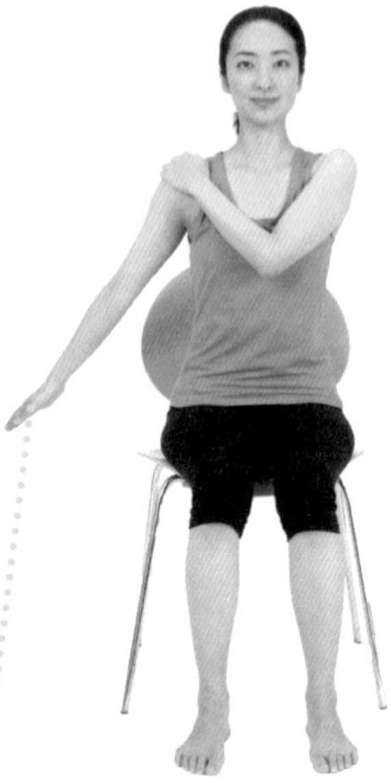

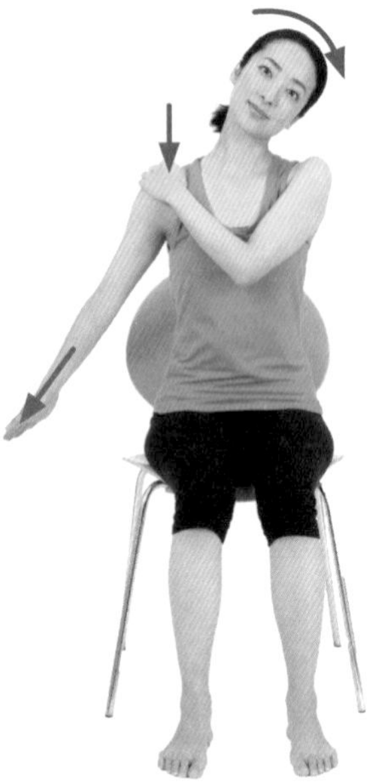

1

坐在椅子上，單手壓在頸部彎曲的相反側肩膀上。

從肩膀到指尖都往斜後方下面伸展，感覺像是要埋入地板一樣。

2

保持縮下巴的狀態，將頸部彎向一側。

20秒 3次

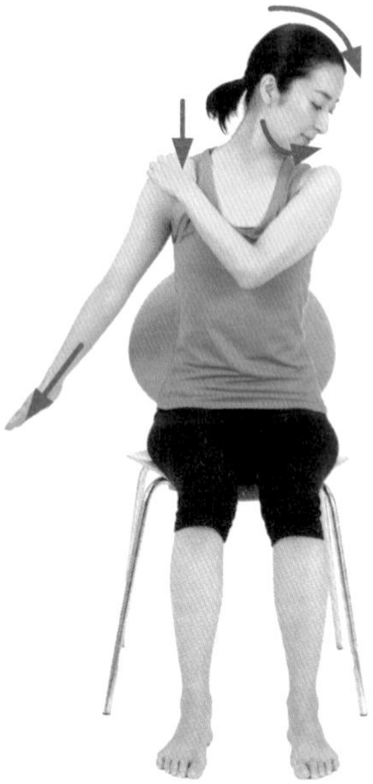

3

鼻子靠近肩膀，維持20秒。

這個動作請左右交換，反覆進行3次。習慣之後，請將進行時間延長。

尤其頸部比較難以彎曲的那一側，請確實花時間去鬆解。

這個放鬆動作對於肩膀上抬、肩膀下垂、以及不屬於前面兩種但還是會痠痛，這三種類型的人都是通用的。

錯誤示範

手壓住的肩膀往上抬、身體傾向頸部彎曲方向都是錯誤動作。

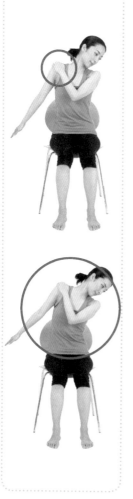

6

轉動頭部，伸展單手的筋膜伸展

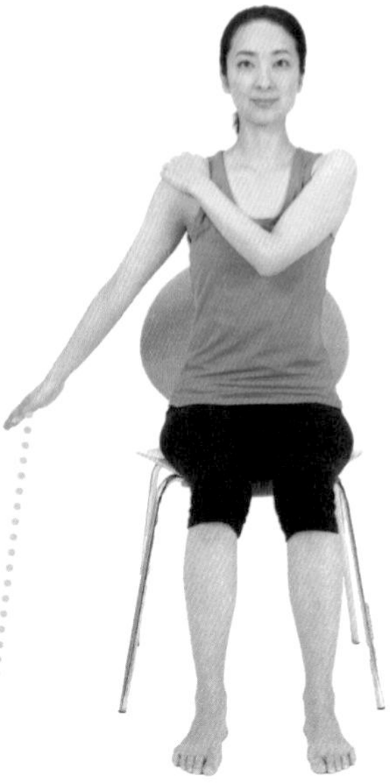

1

坐在椅子上，
單手壓在頸部彎曲
相反側的肩膀上。

從肩膀到指尖都往斜後方下面伸展，
感覺像是要埋入地板一樣。

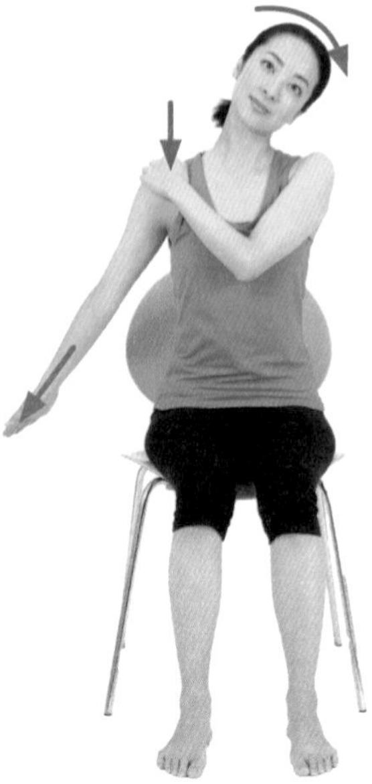

2

保持縮下巴的狀態，
將頸部彎向一側。

20秒
3次

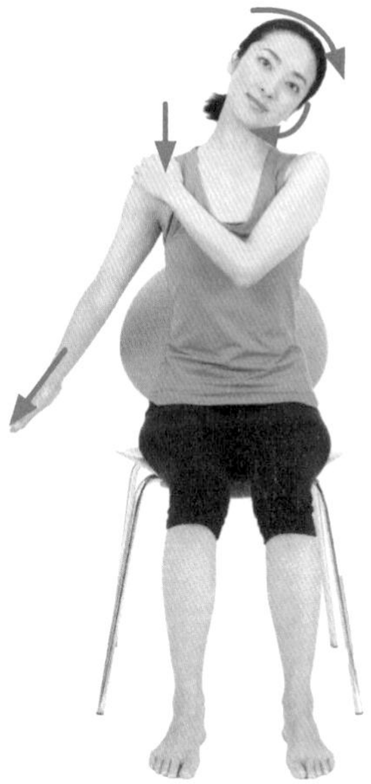

3

再轉動頭部，使耳朵位置移至肩膀前方，維持20秒。

這個動作請左右交替，反覆進行3次。習慣之後，也請將進行時間延長。尤其頸部比較難以彎曲的那一側，請確實花時間去鬆解。肩膀聳起的人需小心，進行這個放鬆動作，可能會造成反效果。此外，如果頸部、手臂或手出現麻痺感，請停止進行。

錯誤示範

手壓住的肩膀往上抬、身體傾向頸部彎曲的那側、下巴跟著往上抬都是錯誤動作。

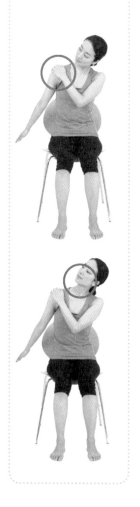

7 站立轉動頸部，雙腳交叉的筋膜伸展

40秒
3次

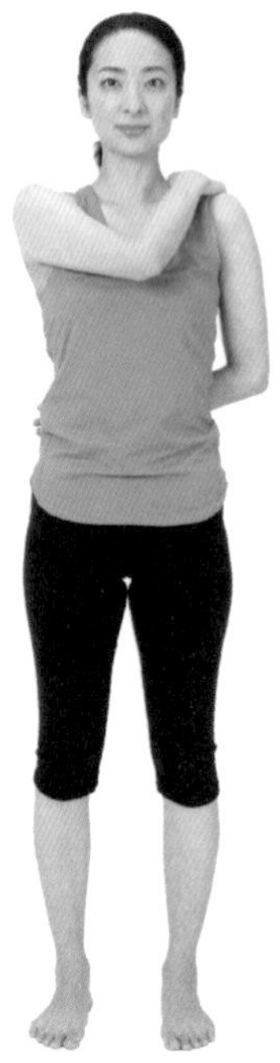

1

站著，單手壓在頸部彎曲的相反側肩膀上。將手臂繞到背後，手肘彎曲呈90度直角。

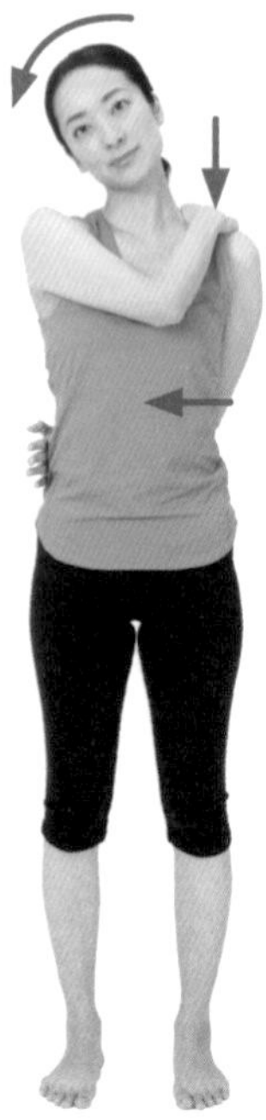

2

保持縮下巴的狀態，將頸部彎向一側。

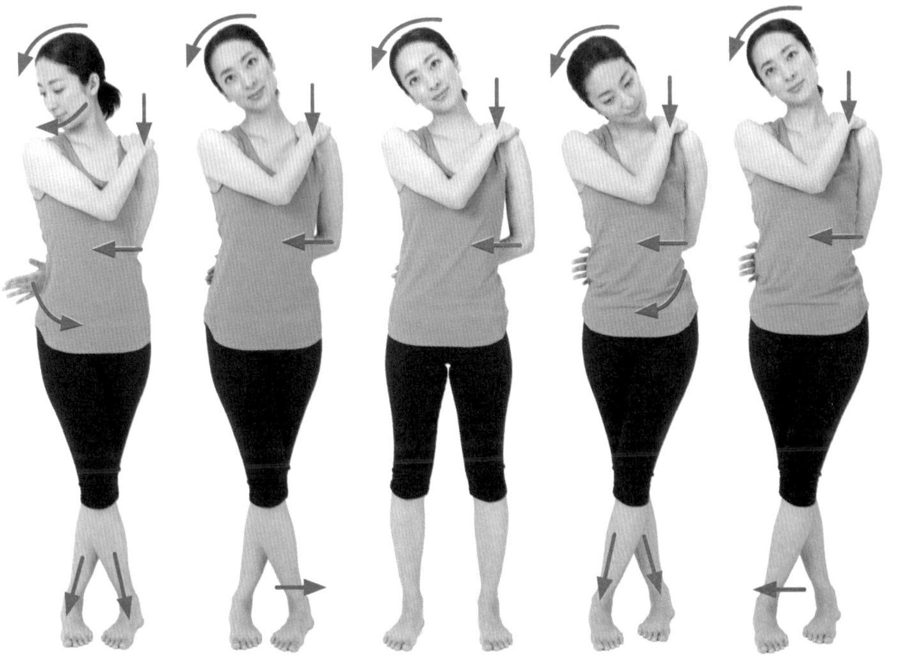

3

與頸部彎曲相反側的腳往對側踩，放在另一腳前面交叉。耳朵的位置要轉到肩膀前方，維持20秒。

4

換腳，將頸部彎曲側的腳往對側踩，放在另一腳前面交叉。鼻子往肩膀靠，轉動頸部，維持20秒。

這個動作請左右交替，反覆進行3次。

習慣之後，請將進行時間延長。

針對左右兩側比較難以進行的方向，盡量花時間慢慢放鬆。

這個伸展動作能放鬆頸部、肩膀、骨盆、腳等廣泛範圍的筋膜，能有效鬆解全身的筋膜。

站立時如果無法取得平衡容易跌倒，可以靠著牆壁進行。

錯誤示範

手壓住的肩膀往上抬、雙腳沒有交叉，都是錯誤動作。

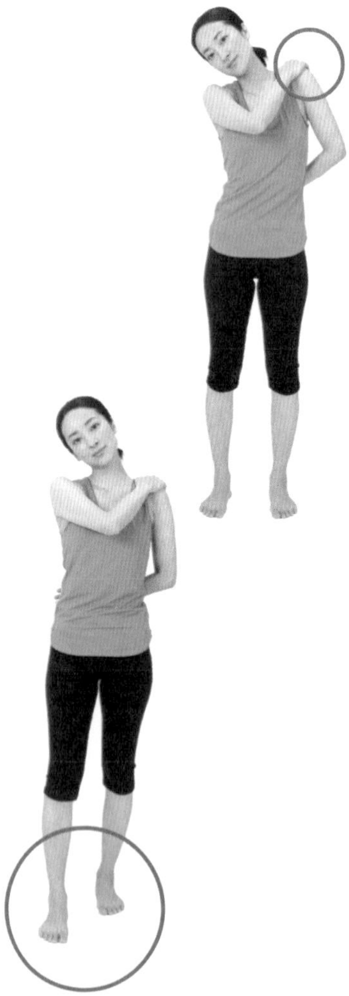

Chapter

8

臉部的筋膜伸展

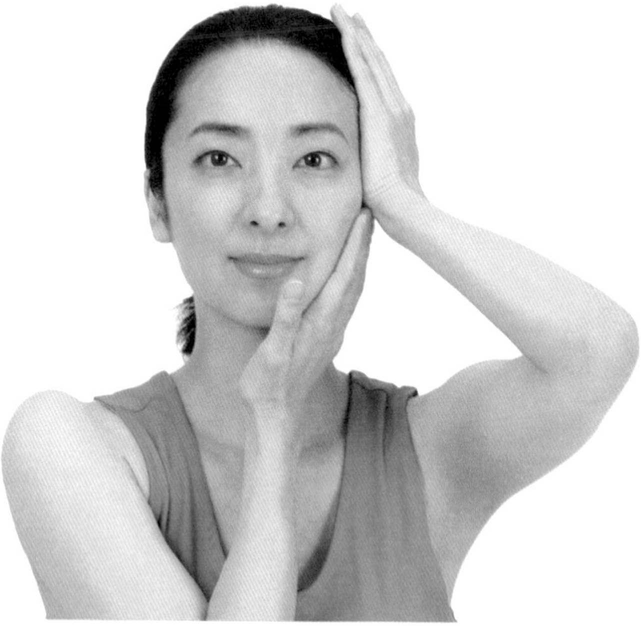

你的臉是水潤緊繃的嗎？　說話時是帶著愉快的表情嗎？

平常會張開嘴巴大笑嗎？　臉和二十幾歲比起來是鬆弛的嗎？

總覺得表情很疲憊嗎？　眉間有出現皺紋嗎？

很在意法令紋嗎？　看起來比實際年齡老嗎？

同時有姿勢不良的問題嗎？

造成臉部鬆弛的「三個原因」是隨著年齡增長出現的皮膚衰老、筋膜扭曲，以及姿勢不良。

嬰兒的肌膚柔軟而沒有任何皺紋，但是隨著年齡增長就會慢慢出現皺紋。皺紋代表一個人的人生，所以對於微笑時的皺紋這種透過豐富表情呈現出來的皺紋，其實不需要那麼在意。但是，必須預防疲憊表情顯露出來的皺紋，或老是愁眉苦臉而顯露出來的皺紋。每個人臉上的皺紋也有著極大差異。

鬆弛並非只是皮膚的問題，使用筋膜的方式也會帶來很大的影響。正因為筋膜就像是緊身衣一樣相連在一起，不良姿勢或不均衡的動作等因素養成的身體習慣，很容易使筋膜變成扭曲狀態。一旦持續姿勢不良，會對部分肌肉造成負擔，沒有使用的肌肉就會衰退失去力量。肌肉的不平衡也會傳達到筋膜或皮膚部位，同時緊黏在筋膜上的皮膚也會扭曲、鬆弛、產生皺紋或浮腫，出現各種問題。

臉部肌肉

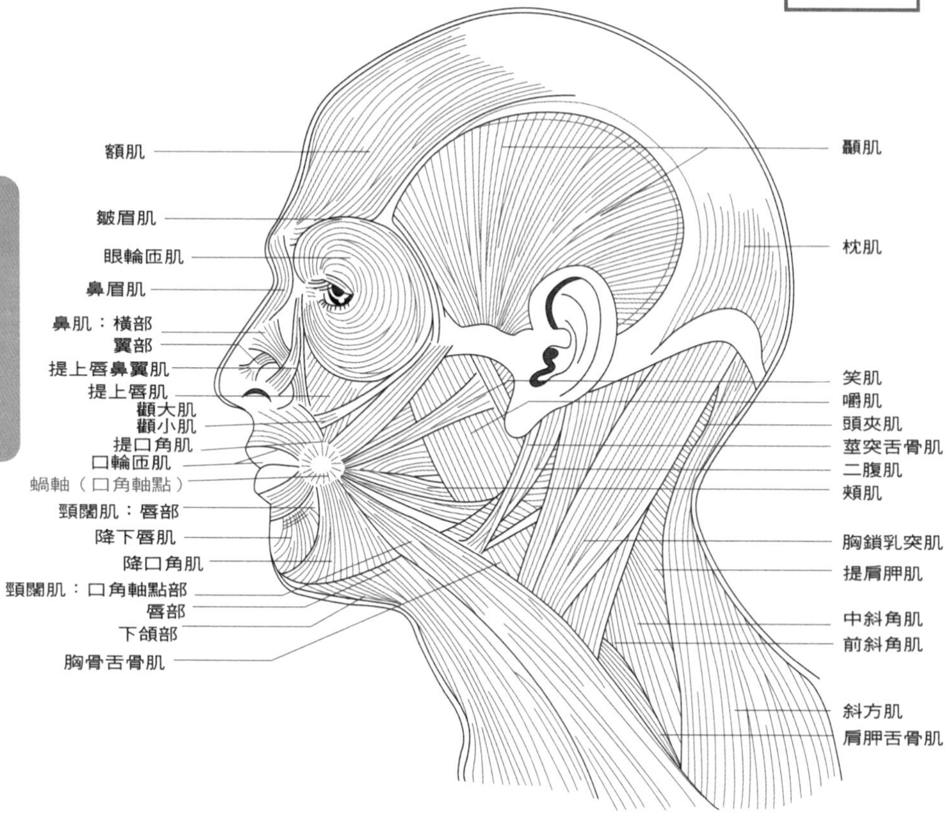

在此三個原因中，特別容易引起「鬆弛」的是「駝背姿勢」。如果背部彎曲，下巴往前伸，會對臉部造成不良影響，整個臉部皮膚施加「往下方拉扯」的力量，使蝸軸（口角軸點）下垂，導致臉部鬆弛。如果呈現駝背姿勢，從下巴到頸部的皮膚會處於不自然的拉扯狀態，所以縮下巴時，頸部的皺紋就會很明顯，給人的第一印象容易看起來比較老。如果覺得自己有駝背症狀，請搭配第4章「治療駝背的筋膜伸展」進行放鬆。

那麼，現在就為大家介

紹「臉部的筋膜伸展」。進行臉部的筋膜伸展，能讓臉部所有地方的血液循環變好，臉色會變明亮，也比較容易上妝。而且，最重要的是可以恢復豐富的表情。

沮喪、生氣等心理狀態也會影響臉部筋膜和肌肉嗎？

臉部肌肉就如同其被稱為表情肌肉一樣，會如實展現出心理狀態。

額頭的額肌用力，常常會出現猛然張大眼睛的表情，所以往往給人一種緊張感或是「自以為了不起」的印象。此外，如果臉部肌肉力量減弱，會造成嘴角或眼皮下垂的內向印象。老是使用眼輪匝肌或口輪匝肌做出閉上眼睛和嘴巴的表情，會產生沉默寡言、心情不好的印象。另一方面，看起來很開心、很開朗的印象，則是經常使用顴大肌和笑肌，彷彿自然露出滿臉笑容的人。

身心是緊密連結的。尤其臉部肌肉是經常展現感情的肌肉，如果老是覺得「好無聊啊～」而做出面無表情的樣子，臉部會逐漸衰老。相反的，如果讓臉部肌肉做出豐富表情，使肌肉均衡活動，連帶的情緒也會提高並充滿活力。

1 嘴角・臉頰・眼角的筋膜伸展

60秒3次

嘴角下垂會看起來一副倒楣相。所以首先將嘴角往上揚，提升年輕感吧。接著，把在嘴角旁邊法令紋延長線上的蝸軸（口角軸點）往上拉抬。將很多人在意的嘴角法令紋盡量消除。最後，為了讓眼部年齡看起來比較年輕，要努力消除眼角的皺紋和鬆弛，讓臉部慢慢變年輕。

1

雙手的食指、中指、無名指放在下巴的正中央。手指沿著下嘴唇的下緣，像是滑動一樣移動到嘴角旁邊的「蝸軸」，將蝸軸往上拉抬，輕輕地伸展維持20秒。

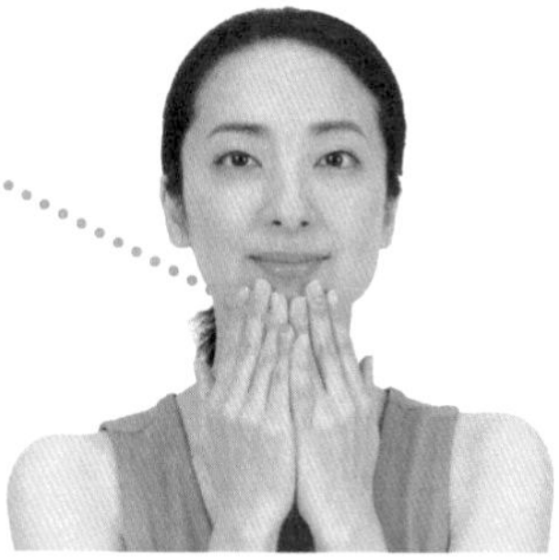

端正姿勢，稍微縮下巴。

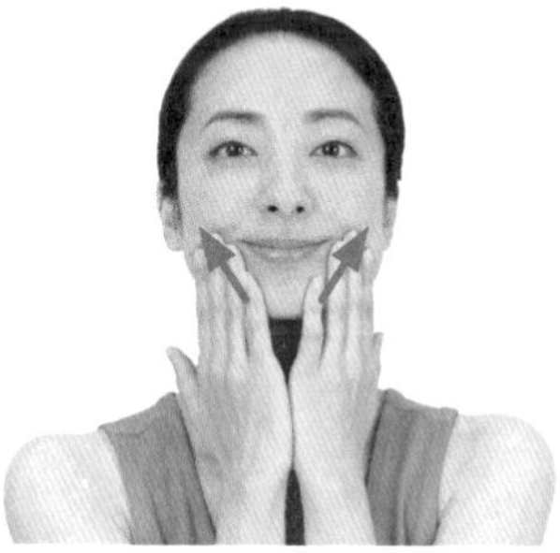

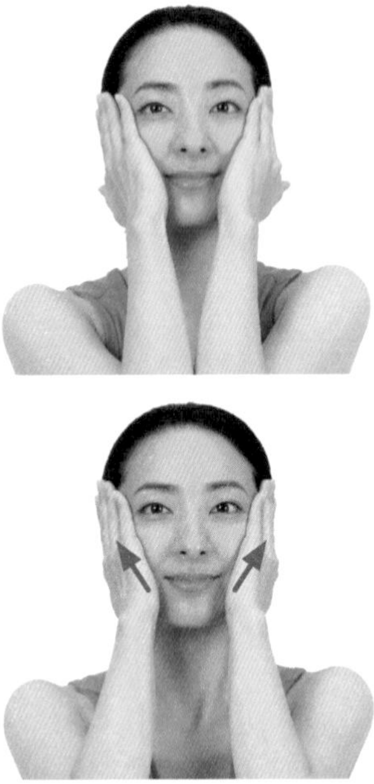

2

雙手手掌貼在嘴角下方。
手指朝向眼睛和
耳朵中間的位置，
左右手同時往斜上方
慢慢輕輕地伸展，
維持20秒。

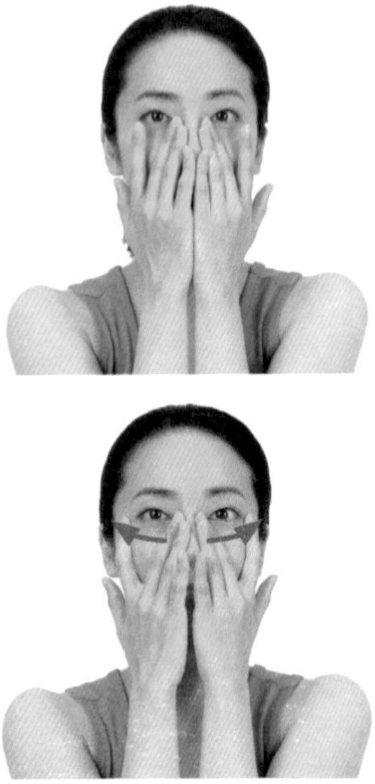

3

雙手中指貼在眼頭，
食指貼著中指。
中指固定不要移動，
食指沿眼睛下方慢慢滑動，
將眼角往上拉抬，
維持20秒。

這些動作請反覆進行3次。習慣之後，請將進行時間延長。
如果蝸軸的位置很僵硬，很難往上拉抬，可以事先按摩蝸軸。

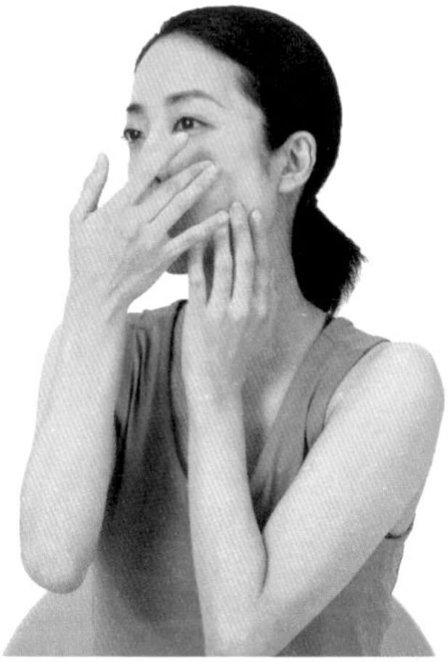

用舌尖在嘴巴內側盡量把蝸軸頂出來。此時將手指貼在嘴巴外側，讓蝸軸的位置在手指之間，再用舌尖按摩。

錯誤示範

如果只將高於蝸軸位置的臉頰往上拉抬，反而會讓臉頰越來越鬆弛，這屬於錯誤動作。

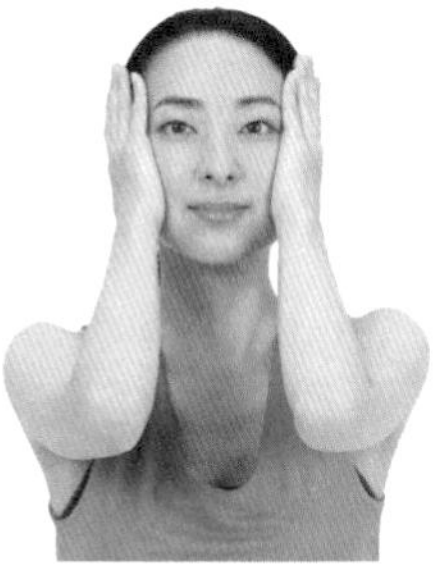

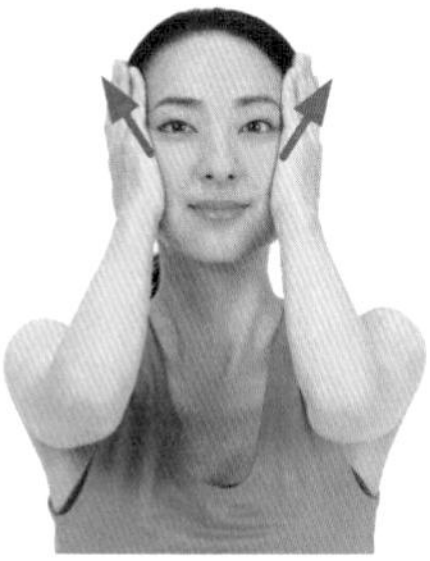

2 頭部兩側和下巴的筋膜伸展

60秒
3次

因為愁眉苦臉導致肌肉僵硬，此時消除太陽穴和耳朵上方的疲痛，臉部即可變年輕。此外，這個動作還可以讓經常有緊咬牙齒、磨牙或托腮等情況的人的表情變柔和。

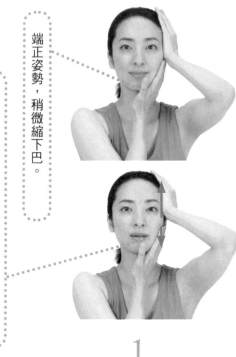

端正姿勢，稍微縮下巴。

嘴角放鬆，嘴巴微微張開。

1

以左耳前方（顳顎關節）為界線，右手手掌緊貼側邊臉頰。左手手掌貼在耳前。保持整個手掌緊貼頭部側面的狀態，以左耳前方為界線，左手手掌慢慢地往上方移動，待整個移動到耳朵上方位置，維持20秒。

對側同樣進行相同動作放鬆20秒。針對左右兩側比較難以伸展的方向，盡量花時間慢慢放鬆。

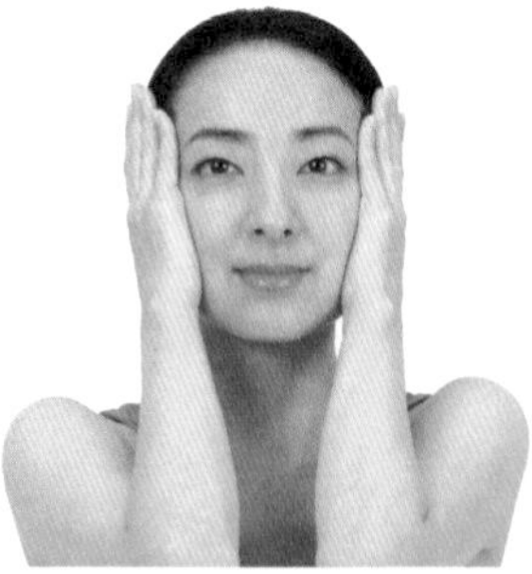

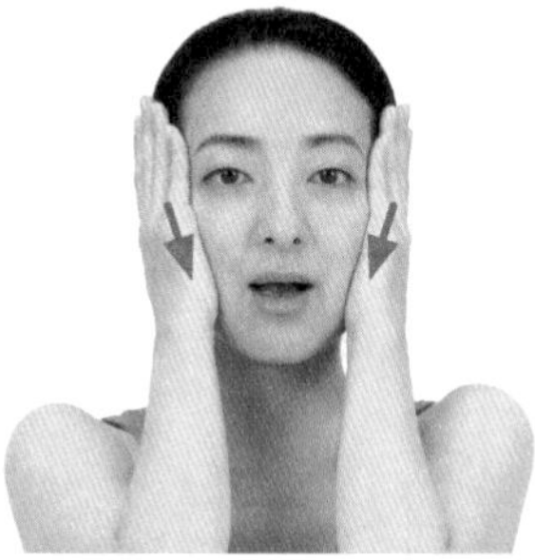

2

接著雙手包覆臉側的顎骨部位。嘴巴放鬆，雙手慢慢朝下巴方向拉，慢慢輕輕地伸展，維持20秒。

這些動作請反覆進行3次。習慣之後，請將進行時間延長。

錯誤示範

嘴巴閉著進行、沒有將顎骨部位肌肉往下拉，而是將眼角往下拉都是錯誤動作。

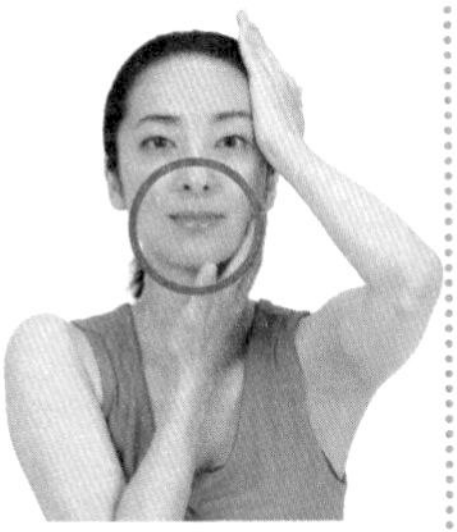

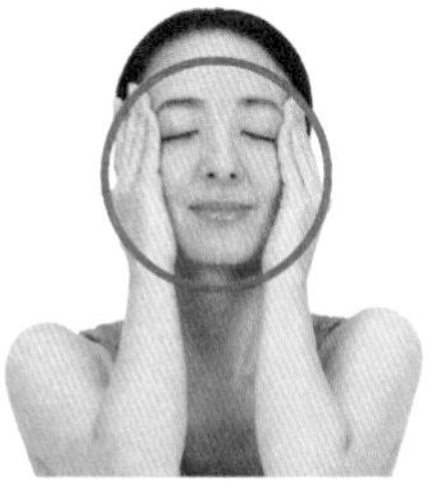

3

頭部的筋膜伸展

伸展額頭筋膜，可以消除額頭到後腦杓的痠痛，防止鬆弛。這個動作對於無法睜大眼睛的人也很有效果。

30秒
3次

1

將一隻手的手掌緊貼在額頭上。另一隻手的手掌貼在後腦杓。

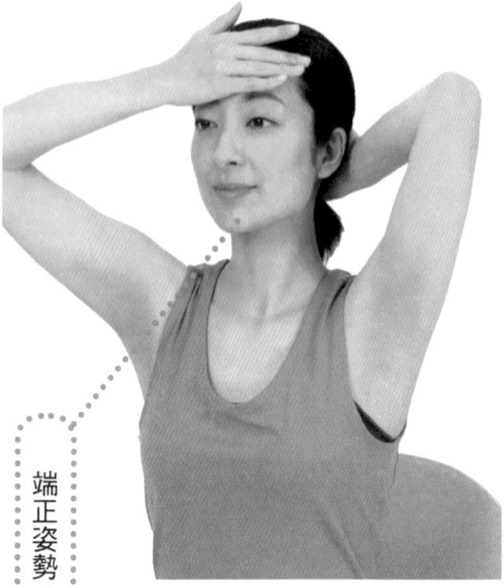

端正姿勢，稍微縮下巴。

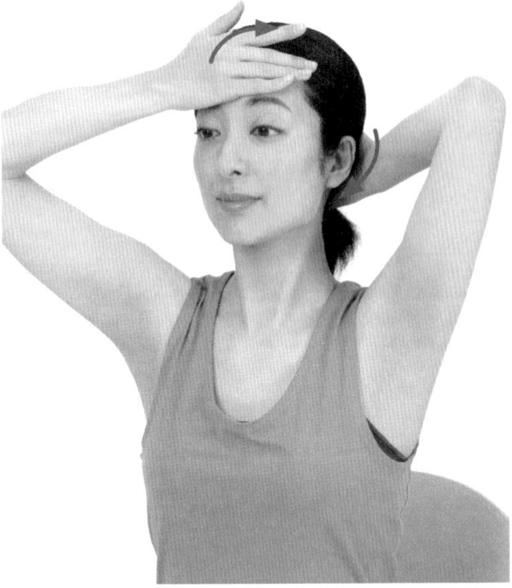

2

貼在額頭上的手，將額頭肌肉「額肌」往上拉，眼睛睜大，同時貼在後腦杓的手將「枕肌」往下拉。想像在移動假髮一樣，慢慢輕輕地伸展，維持30秒。

這些動作請反覆進行3次。習慣之後，請將進行時間延長。

錯誤示範

只移動貼在額頭的手、只移動貼在後腦杓的手都是錯誤動作。

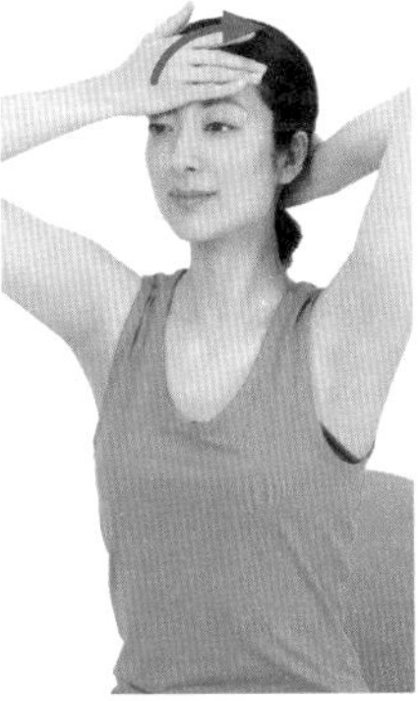

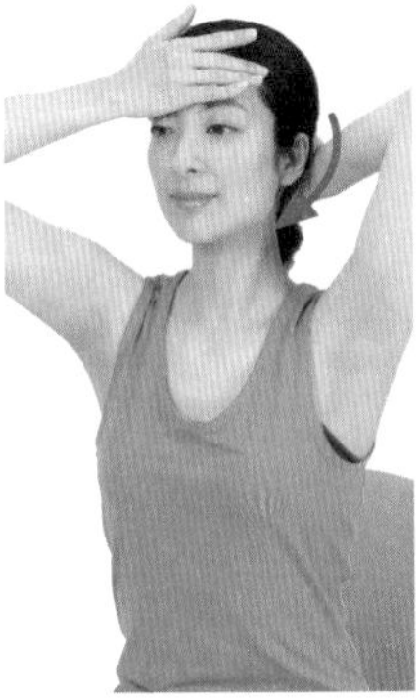

4

放鬆表情肌肉

50秒3次

讓我們利用正確姿勢來消除臉部鬆弛吧。這是本單元最後總結的筋膜伸展動作。之前的動作①~③如果都能完全做到，以後可以只進行放鬆表情肌肉的動作。這個動作可以讓鎖骨線條變俐落，使嘴角上揚，讓眼睛睜得大大的，恢復豐富的表情。臉部年齡也會變年輕，並重現開朗表情。

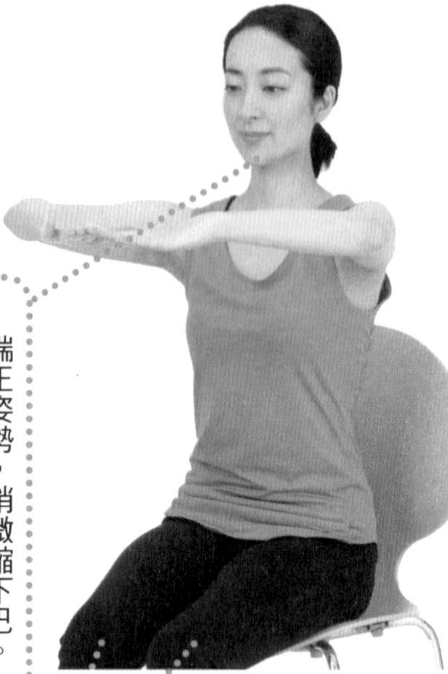

1

手臂抬到肩膀的高度，雙手食指指尖前端靠攏，與中指指尖呈現一個小菱形。

端正姿勢，稍微縮下巴。

坐下時，膝蓋位置要比髖關節的位置低。

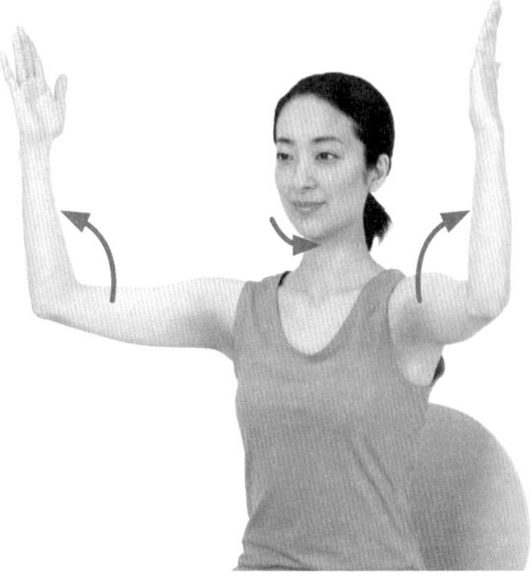

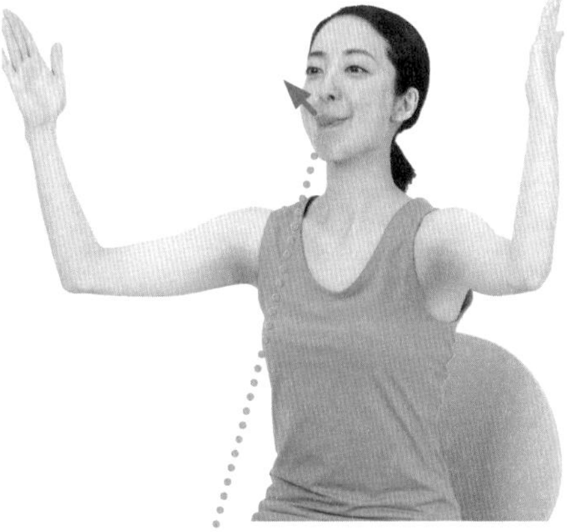

2

保持下巴往喉嚨靠，以手肘為支點，雙手手掌向上張開相對，讓肩胛骨打開，維持10秒。

3

繼續保持縮下巴的狀態，將舌頭往斜上方伸出，維持10秒。

請注意，一些雜誌媒體常會介紹將下巴抬起，舌頭伸出的動作，但是這樣做反而會使雙下巴變得更嚴重！

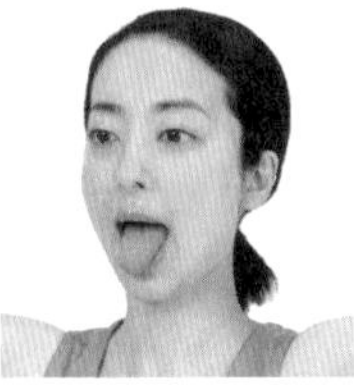

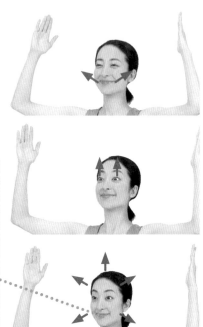

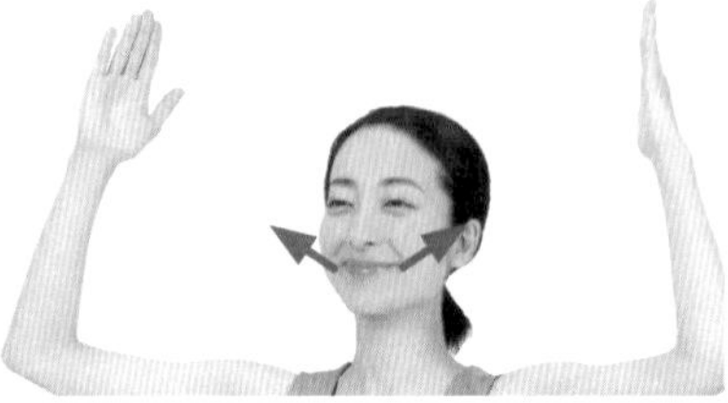

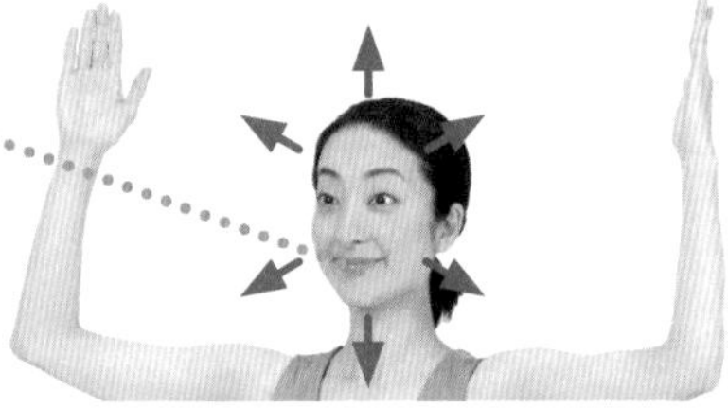

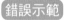

4

左右嘴角往耳朵方向拉抬，嘴巴不張開，做出最大的笑容，放鬆10秒。接著張大眼睛再放鬆10秒。最後，所有臉部肌肉朝外用力伸展，維持10秒。

更進一步的動作是把嘴巴張到最大。

這些動作請反覆進行3次。習慣之後，請將進行時間延長。

錯誤示範

腰部向前凸、下巴往上抬都是錯誤動作。

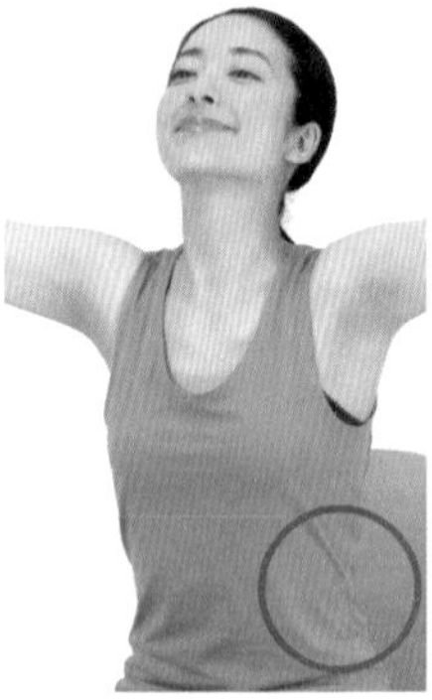

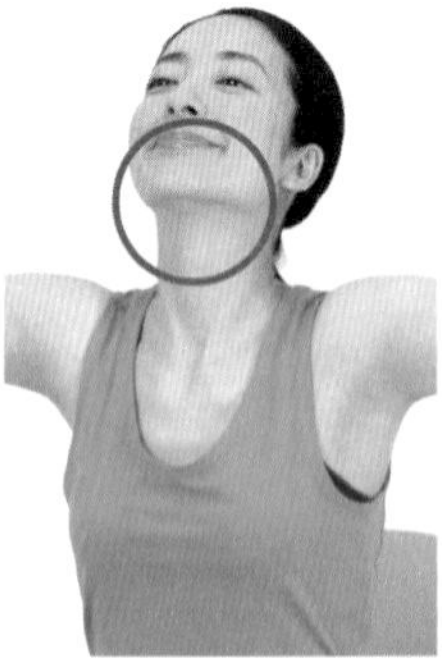

Chapter

9

調整骨盆傾斜度的筋膜伸展

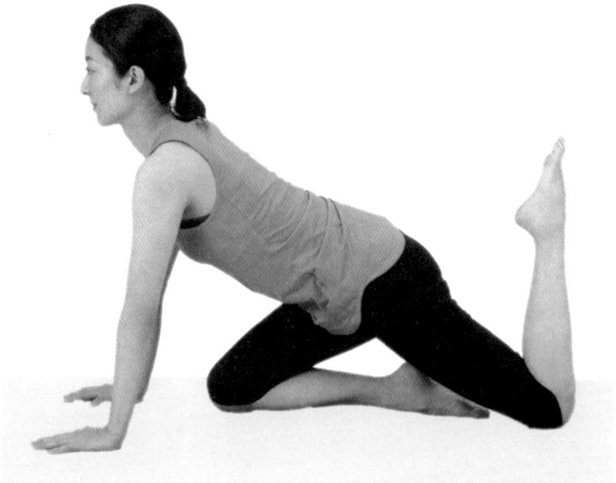

站姿

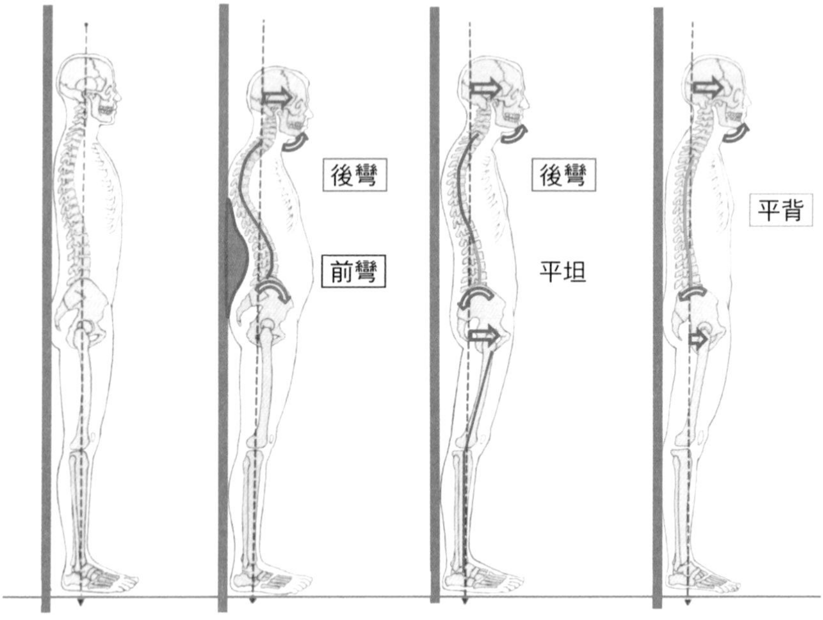

如果從側面來看站姿，經常可以看到：

後彎前彎型（骨盆往前傾，腰部向前凹，駝背）、

後彎平坦型（骨盆往後傾，髖關節往前移，膝蓋位置比正常狀況還要後面，長期駝背）、

平背型（骨盆稍微往後傾，髖關節稍微往前移，骨盆本身長度比正常狀況長，不知不覺中穿褲子腰部位置變低，長期駝背）這三種異常姿勢，這些都不屬於理想姿勢。

這三種站姿的共通點是頭沒有在身體的正上方，而是往前傾，下巴往上抬。

如果持續這樣的異常姿勢，就會引起肩膀痠痛、頸部痠痛、腰痛等症狀。如果是後彎前彎型，就會引起X型腿、髂脛束摩擦症候群、扁平足、拇指外翻等症狀。後彎平坦形和平背型則會引起O型腿或腳踝內翻性扭傷等症狀。

為了預防或治療這些障礙症狀，進行骨盆周圍的筋膜伸展是非常重要的環節。因為這三種站姿都有駝背的情形，所以要請大家搭配前面介紹的「治療駝背的筋膜伸展」一起進行。

此外，搭配「回頭看的筋膜伸展」也很有效果。

如果是後彎前彎型，手和腳往前伸時會比較困難。對後彎平坦型和平背型而言，手在上方、腳往後拉的動作會比較困難。要持續做到左右兩側都能順利進行的程度是非常重要的一點。

那麼，接下來就為大家介紹骨盆周圍的筋膜伸展。

1

伸展腰部的筋膜伸展

這個動作是針對後彎前彎型，對於治療腰部向前凸的症狀很有效果。

60秒
3次

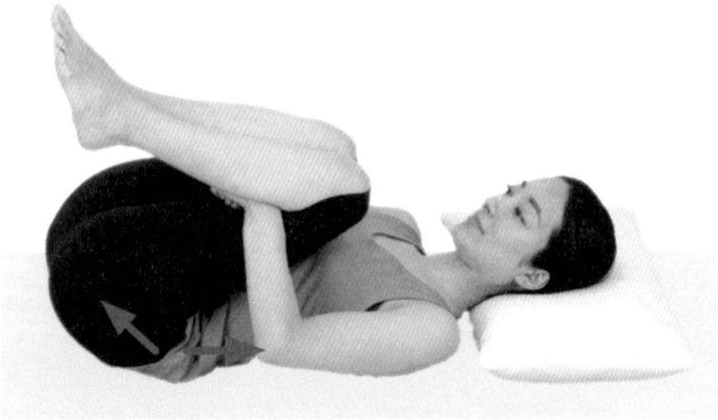

1

雙手在雙膝內側交握，然後盡量將雙膝拉近胸部。臀部離開地面往上抬，伸展腰部，維持20秒。

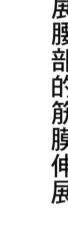

錯誤示範

膝蓋往上翹，或雙膝倒向一側時，肩膀跟著離開地面都是錯誤動作。

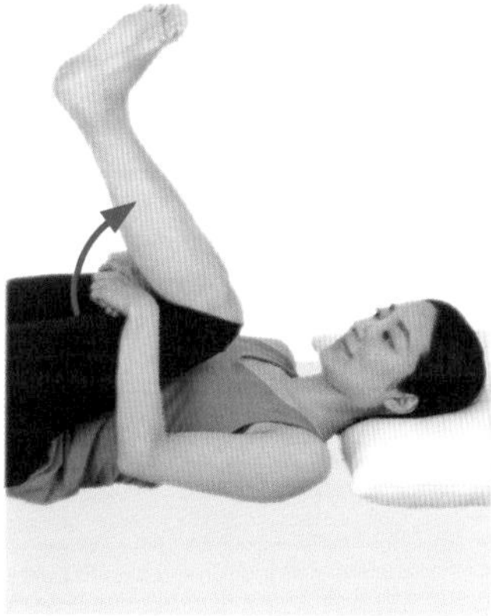

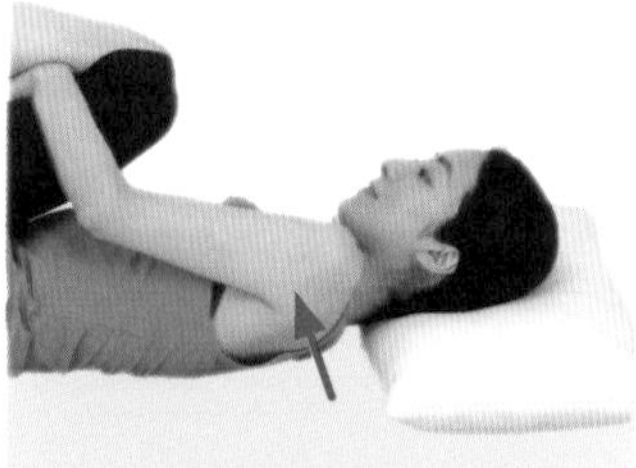

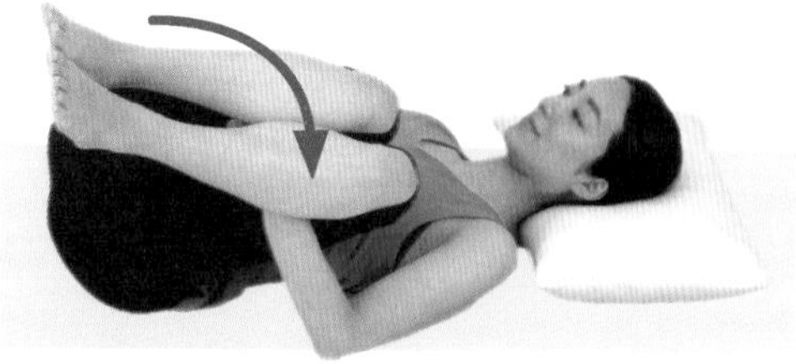

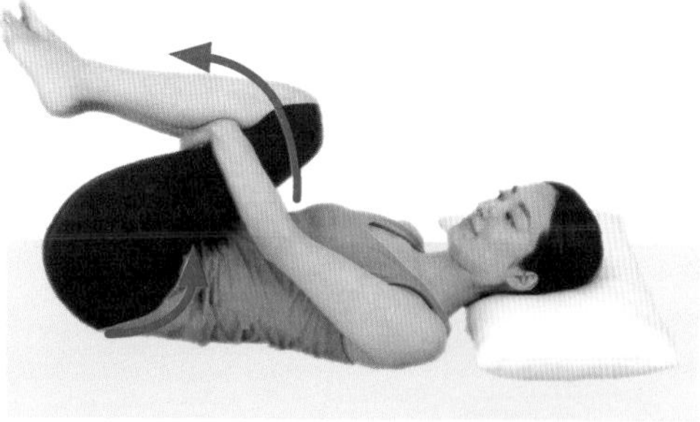

2

接下來，將雙膝倒向左側，骨盆和腰部也都轉向左側，維持20秒。

然後，將雙膝倒向右側，骨盆和腰部也都轉向右側，維持20秒。

2

從腰部到髖關節的筋膜伸展

這個動作是針對後彎前彎型，對於治療腰部向前凸的症狀，以及使腰部到髖關節前方的肌肉（髂腰肌）變軟這方面都很有效果。

60秒 3次

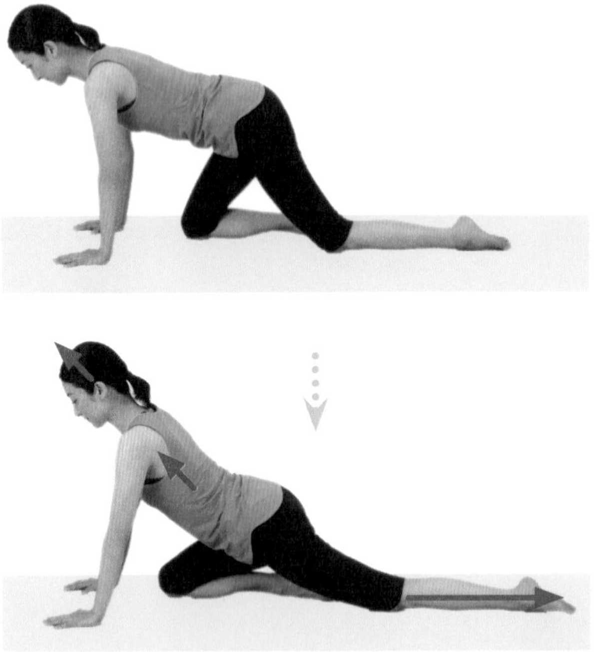

1

雙手貼地，右膝向前。保持微縮下巴的狀態，身體和頭盡量往斜前方伸展，左腳往後滑出去伸展，維持30秒。

2

接下來，將左邊骨盆往地板方向貼近，同時伸展並維持30秒。接著，右邊骨盆也進行相同的伸展動作。

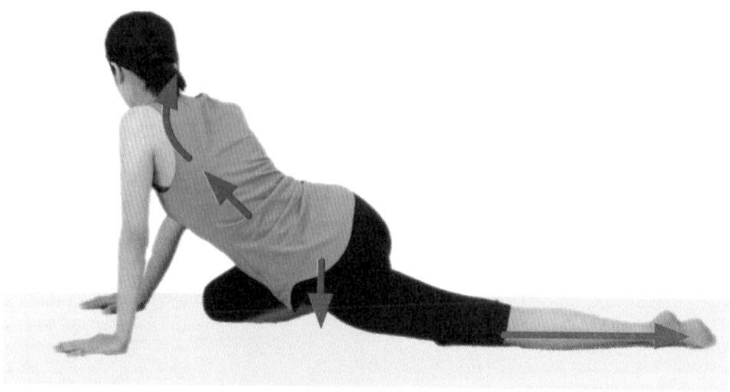

這個動作請左右交換，反覆進行3次。習慣之後，請將進行時間延長。

針對左右兩側比較難以伸展的方向，盡量花時間慢慢地放鬆。

錯誤示範

下巴往上抬、腰部向前凸都是錯誤動作。

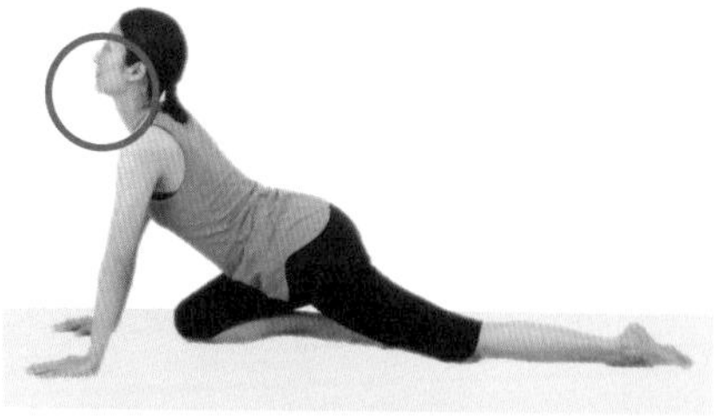

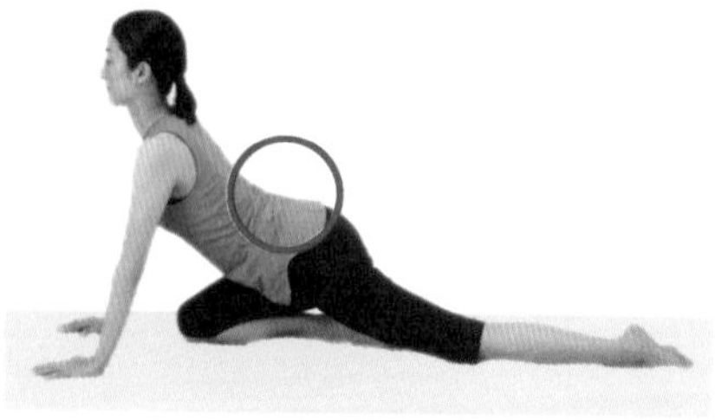

3 從腰部到髖關節的彎曲膝蓋筋膜伸展

動作③～⑤是「從腰部到髖關節的筋膜伸展」的應用篇。

動作③是針對後彎前彎型，除了能夠治療腰部向前凸以及改善髂腰肌之外，也會鬆解大腿前面的股直肌，所以更有療效。

60秒 3次

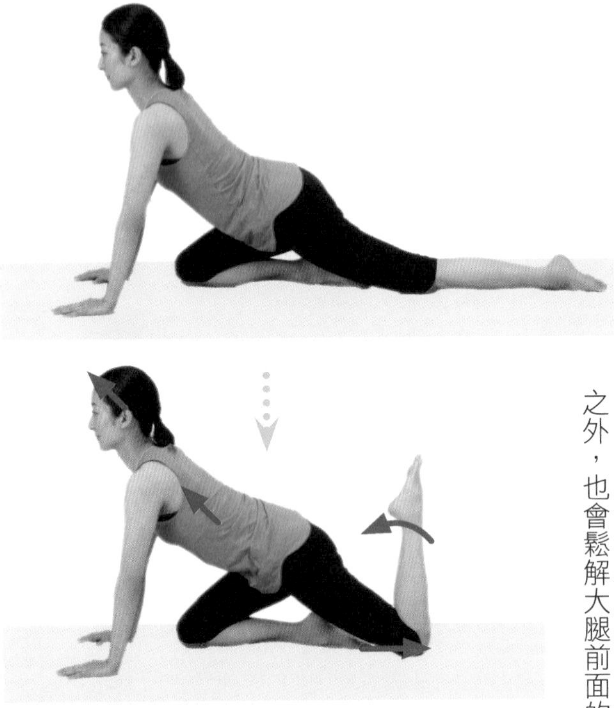

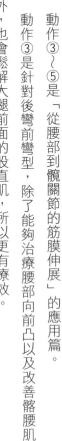

1

雙手貼地，右膝向前。保持微縮下巴的狀態，身體和頭盡量往斜前方伸展，左腳往後滑出去伸展，接著抬腳彎曲膝蓋，維持30秒。

2

如果能輕鬆完成步驟1的動作，接下來抬腳時請同時將左側骨盆往地板方向貼近，維持30秒。右側骨盆也進行相同的伸展動作。

這個動作請左右交換，反覆進行3次。習慣之後，請將進行時間延長。

針對左右兩側比較難以伸展的方向，盡量花時間慢慢地放鬆。

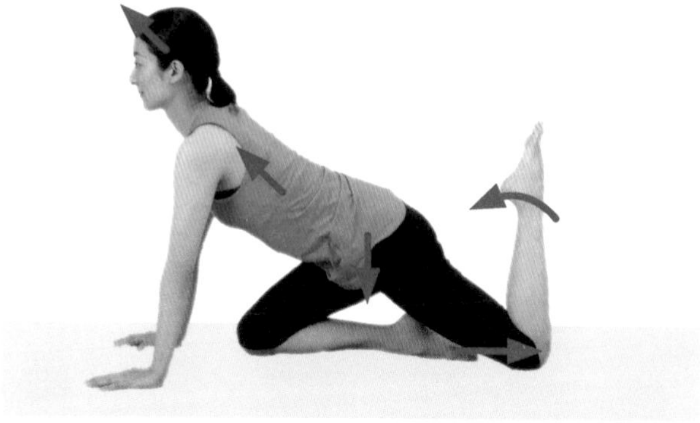

錯誤示範

下巴往上抬、腰部向前凸都是錯誤動作。

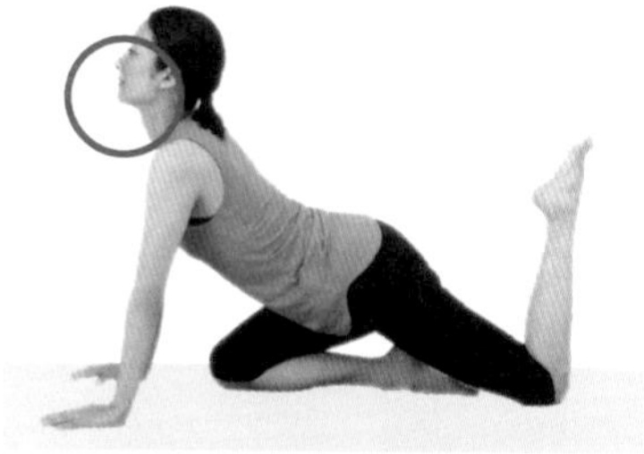

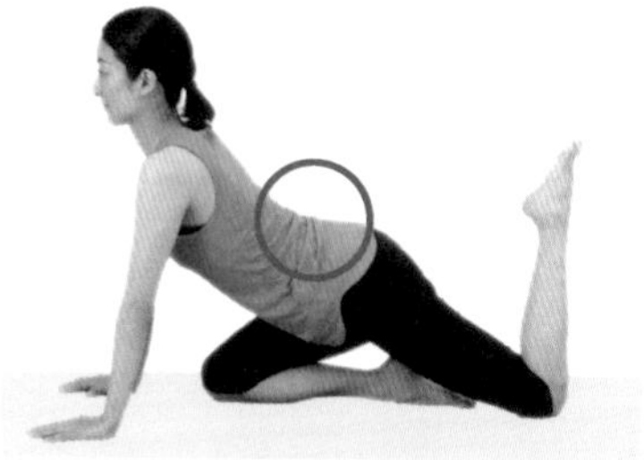

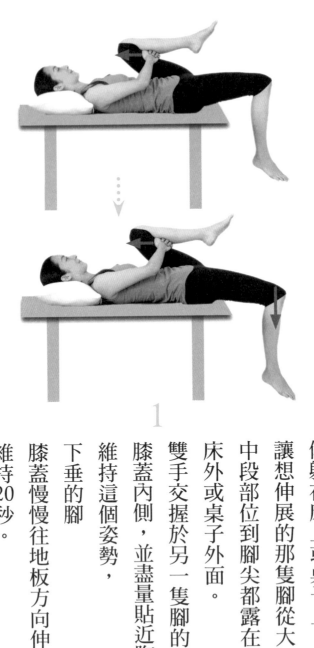

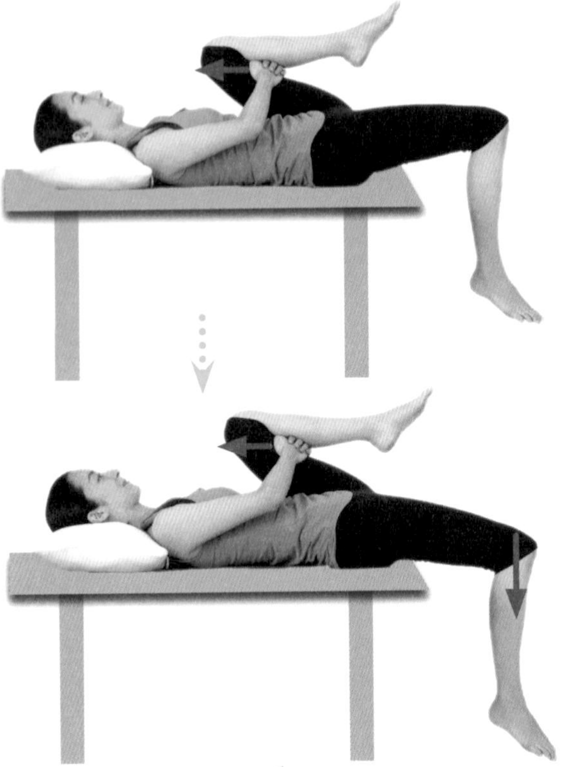

4 膝蓋往下彎曲的筋膜伸展

40秒 3次

1

仰躺在床上或桌子上，讓想伸展的那隻腳從大腿中段部位到腳尖都露在床外或桌子外面。

雙手交握於另一隻腳的膝蓋內側，並盡量貼近胸部。

維持這個姿勢，

下垂的腳

膝蓋慢慢往地板方向伸展，

維持20秒。

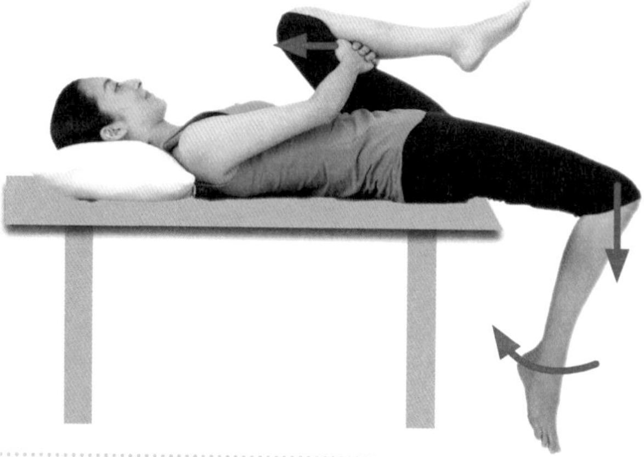

2 接著，下垂的腳，膝蓋彎曲，放鬆20秒。

這個動作請左右交換，反覆進行3次。習慣之後，請將進行時間延長。

針對左右兩側比較難以伸展的方向，盡量花時間慢慢地放鬆。

錯誤示範

下巴往上抬、膝蓋彎曲時沒有往下，而是往上抬，都是錯誤動作。

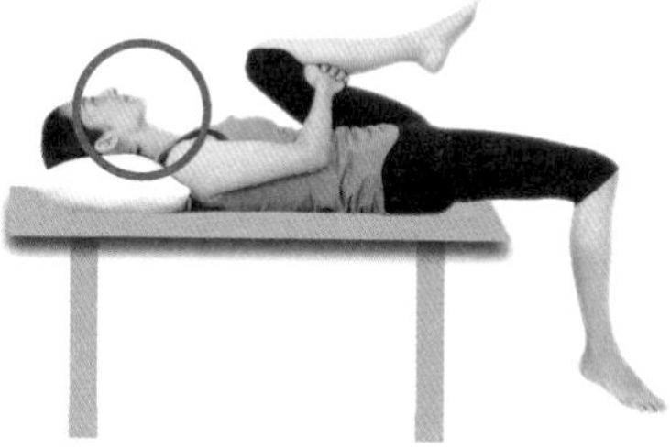

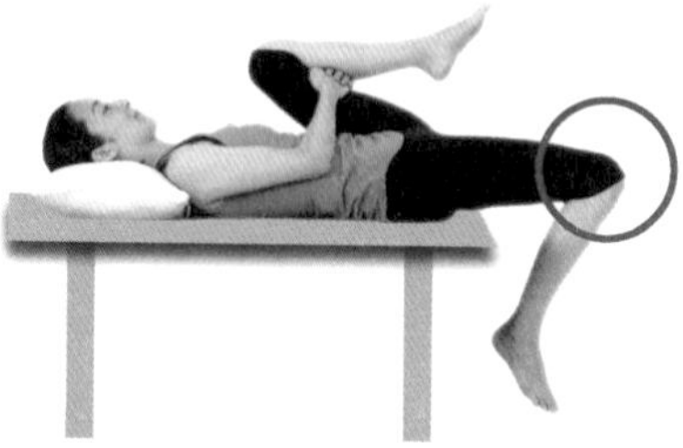

5 單膝立起的筋膜伸展

這個動作也可以使用椅面或桌子來進行。這個動作不只對髂腰肌很有效果，對於放鬆大腿前面的股直肌也很有療效。

40秒
3次

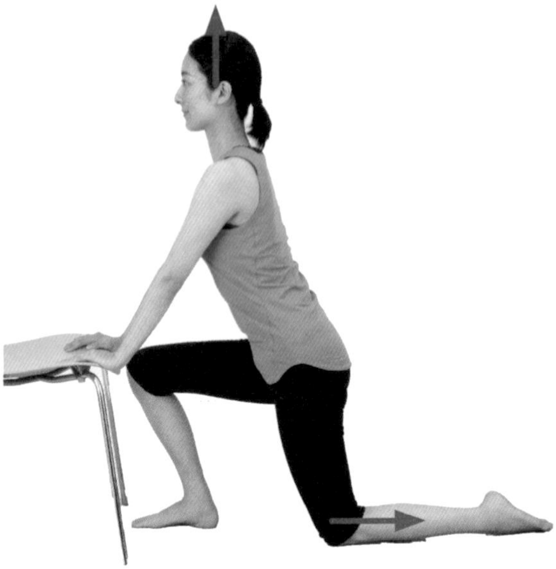

1

雙手放在椅面或桌上，右膝彎曲，右腳往前伸，左膝往後貼地。保持微縮下巴的狀態，身體和頭盡量往上方伸展，左膝往後面拉，維持30秒。

2

接下來，左手抓住左腳踝，彎曲左膝，放鬆30秒。接著換邊進行相同的放鬆動作。

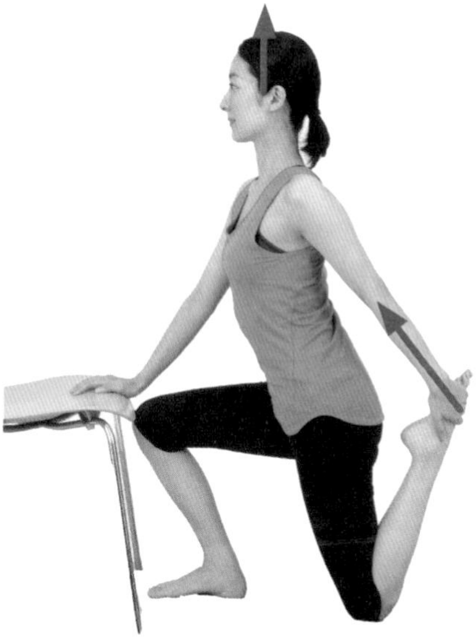

這個動作請左右交換，反覆進行3次。習慣之後，請將進行時間延長。

針對左右兩側比較難以伸展的方向，盡量花時間慢慢地放鬆。

錯誤示範

腰部向前凸、膝蓋彎曲時，髖關節也跟著彎曲，都是錯誤動作。

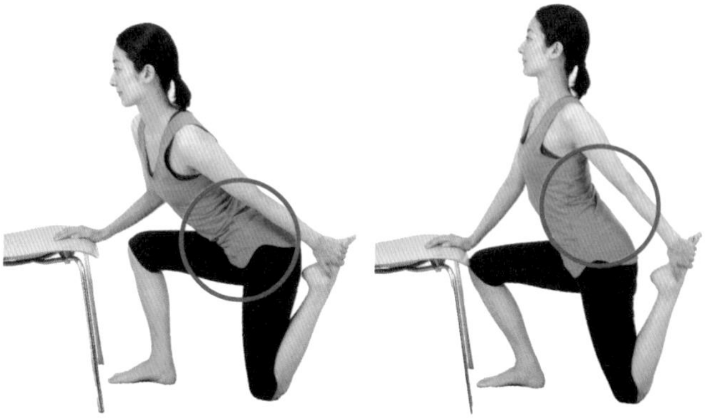

6 大腿後側的筋膜伸展（椅子篇）

30秒 3次

這個動作是針對後彎平坦型和平背型，對於軟化僵硬的大腿後側的大腿後側肌群（膕旁肌群）很有效果。想要放鬆大腿後側肌群時，不要將膝蓋完全伸直，要訣是只需稍微微彎曲。如果完全伸直，可能會拉扯到大腿後側肌群以外的肌肉或神經，導致其他部位出現疼痛，所以要特別注意。

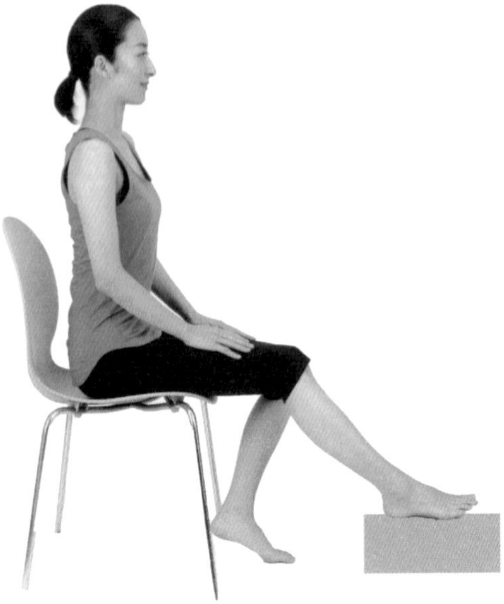

1

坐在椅子上，腳放在瑜珈磚*上，保持膝蓋微微彎曲的狀態。

*可用矮凳等取代。

2

雙手貼在骨盆側，身體和骨盆一起往前傾，慢慢伸展大腿後側，維持30秒。

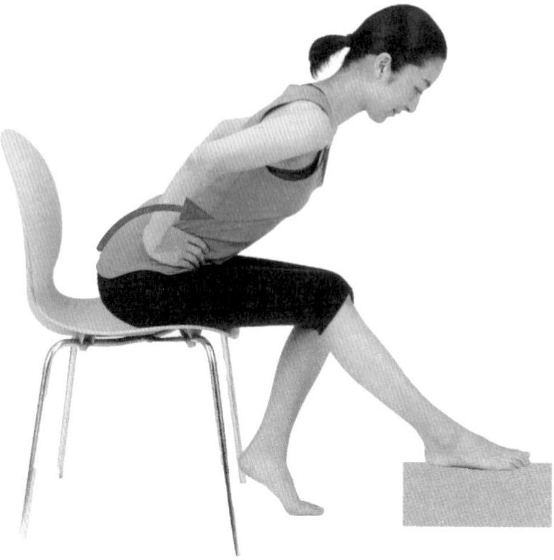

這個動作請左右交換，反覆進行3次。習慣之後，請將進行時間延長。

針對左右兩側比較難以伸展的方向，盡量花時間慢慢地放鬆。

錯誤示範

膝蓋完全伸直進行、腰部彎曲都是錯誤動作。

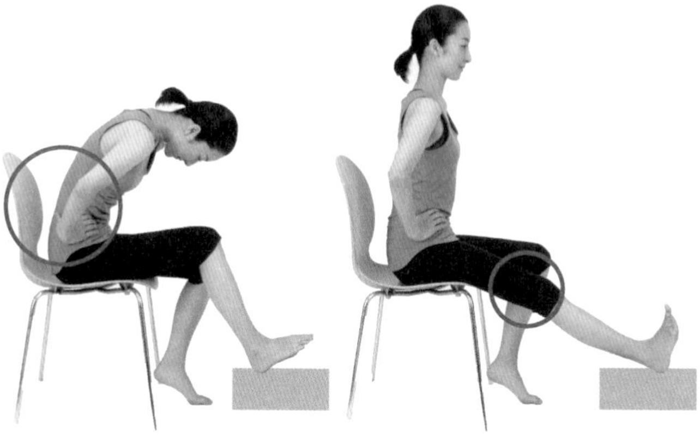

7

大腿後側的筋膜伸展（沙發或床篇）

這個動作也是針對後彎平坦型和平背型，對於要使大腿後側肌群變軟很有效果。

但一樣要注意一點，膝蓋盡量不可完全伸直。

30秒
3次

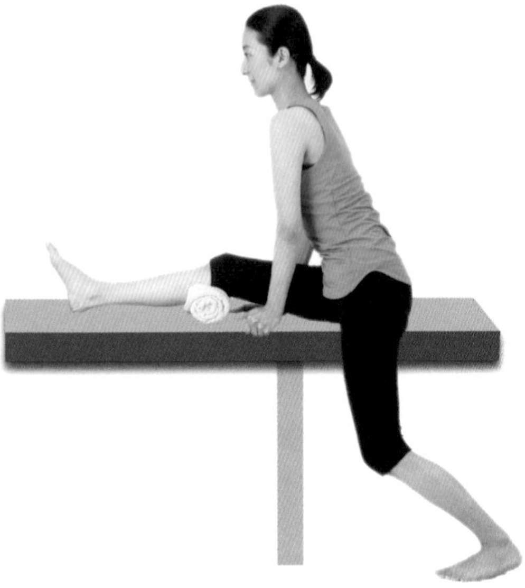

1

將要伸展的腳
放在沙發或床上，
另一隻腳貼地位於後方。
在沙發或床上的腳
膝蓋下方要墊
捲成圓筒狀的毛巾捲。

2

身體和骨盆一起往前傾，同時將緊貼地面的腳往後拉。身體往前傾時，慢慢伸展大腿後側，維持30秒。

這個動作請左右交換，反覆進行3次。習慣之後，請將進行時間延長。

針對左右兩側比較難以伸展的方向，盡量花時間慢慢地放鬆。

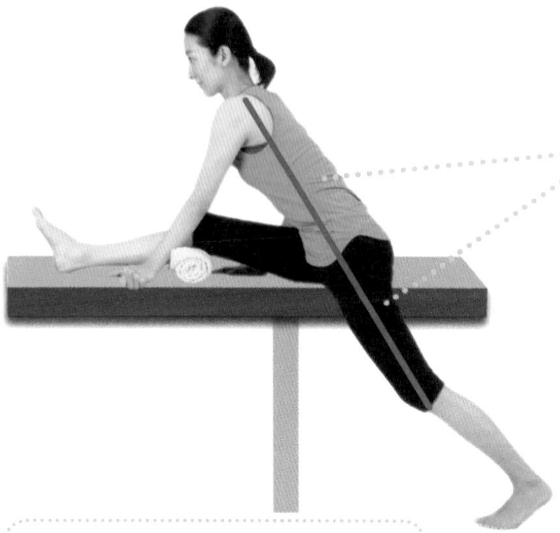

身體和貼地的大腿呈現一直線是最理想的。

錯誤示範

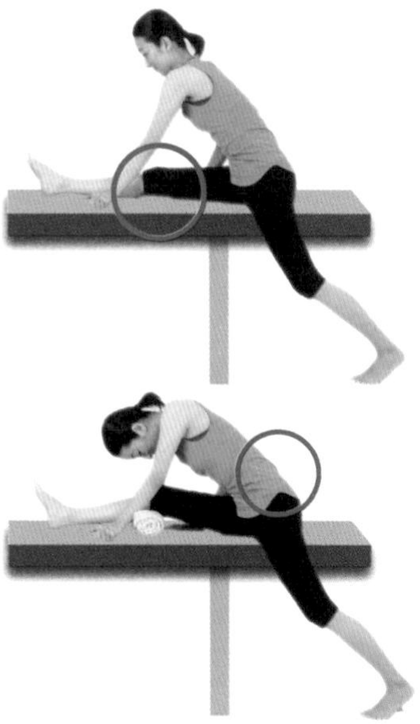

膝蓋下方沒有墊毛巾捲、只有腰部彎曲都是錯誤動作。

8

斜向伸展，膝蓋往身體彎曲的筋膜伸展

20秒
3次

雖然有一側的骨盆是前傾的，但另一側的骨盆卻出現後傾狀況，其實很多人都有這種左右不對稱的骨盆類型。遇到這種情況，採用「回頭看的筋膜伸展」也很有效果，但我要在此介紹一個以仰躺方式進行的調整骨盆的筋膜伸展。

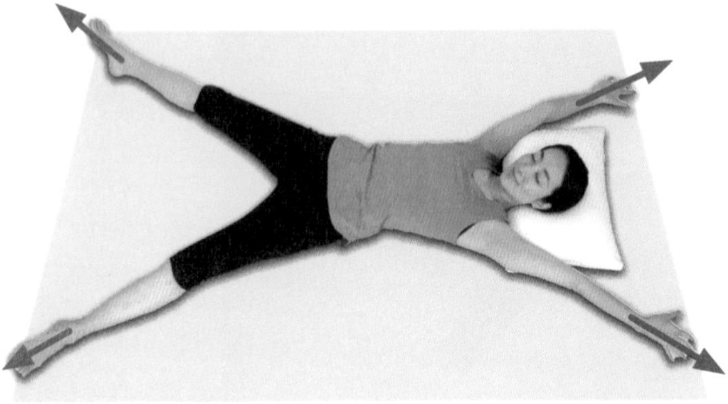

1 採取仰躺的姿勢，雙手和雙腳都盡量伸展。

2

彎曲左膝，身體稍微抬起來，
同時右手掌上下滑過左膝的外側，
維持20秒。

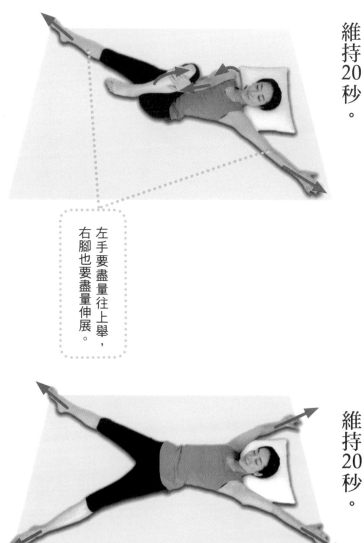

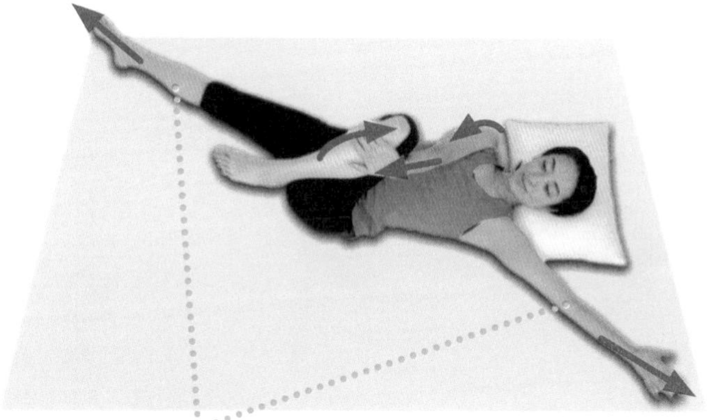

左手要盡量往上舉，
右腳也要盡量伸展。

3

接下來，
雙手和雙腳都盡量伸展
維持20秒。

4

換邊。彎曲右膝，身體稍微抬起來，同時左手掌上下滑過右膝的外側，維持20秒。

右手要盡量往上舉，左腳也要盡量伸展。

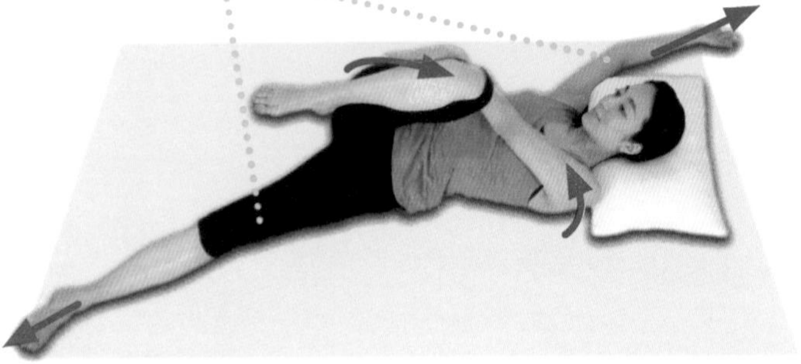

左右兩邊哪一邊先進行都沒關係。這個動作請左右交換，反覆進行3次。習慣之後，請將進行時間延長。

針對左右兩側比較無法順利活動的方向，盡量花時間慢慢地放鬆。

錯誤示範

用手背碰觸膝蓋外側、伸展的手或腳離開地面都是錯誤動作。

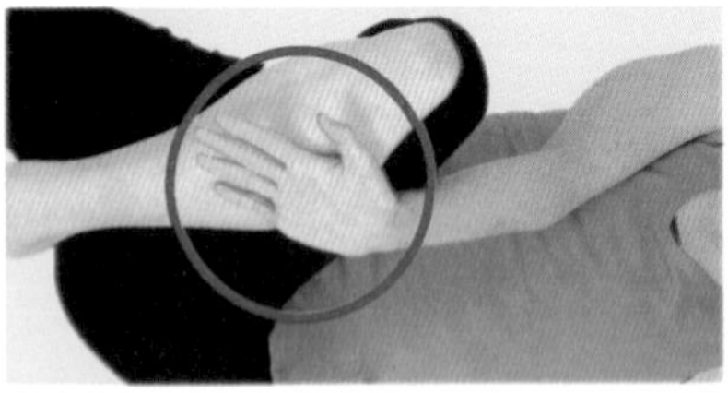

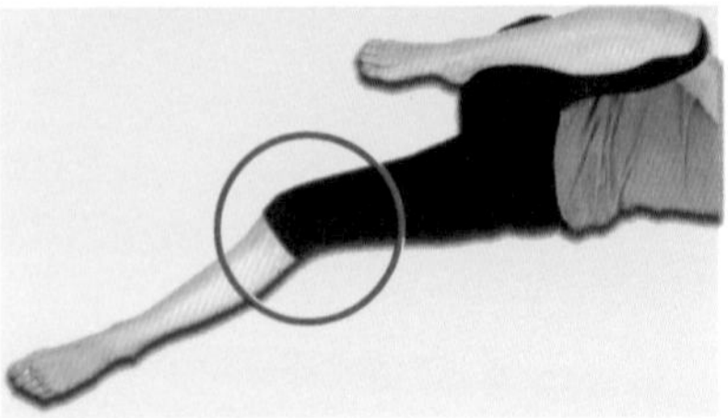

Chapter

10

調整骨盆高度的筋膜伸展

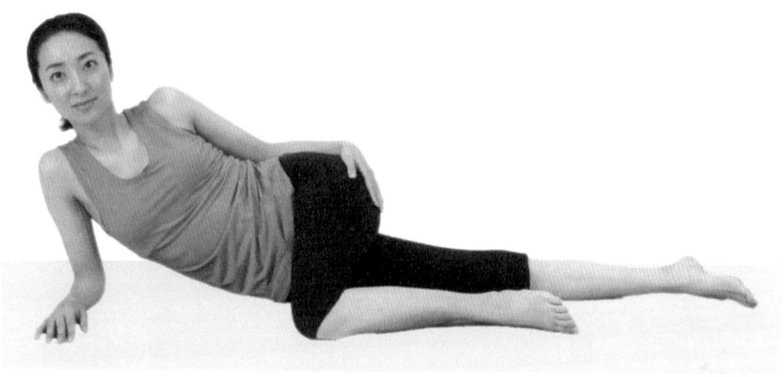

很多人的左右骨盆位置高低不同。在站著休息時，會習慣把身體重心放在右腳的人，其右邊骨盆會比左邊還要高。此外，這種類型的人右膝容易變成O型腿，腳踝也容易扭傷。相反的，如果是把重心放在左腳的人，左膝就容易變成X型腿、膝蓋內側會疼痛，容易變成扁平足或出現拇指外翻的症狀。在這種情況下，腰痛的部位很容易出現在右腰。也就是說，這是因為右腰的肌肉・筋膜僵硬變短所造成的。

骨盆高度的差異

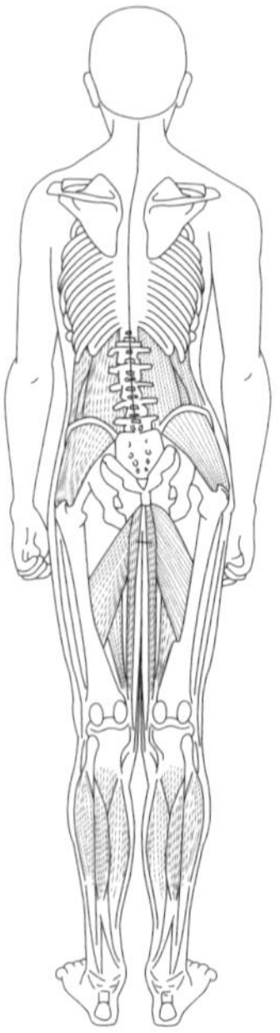

膝蓋和腿部形狀的變化

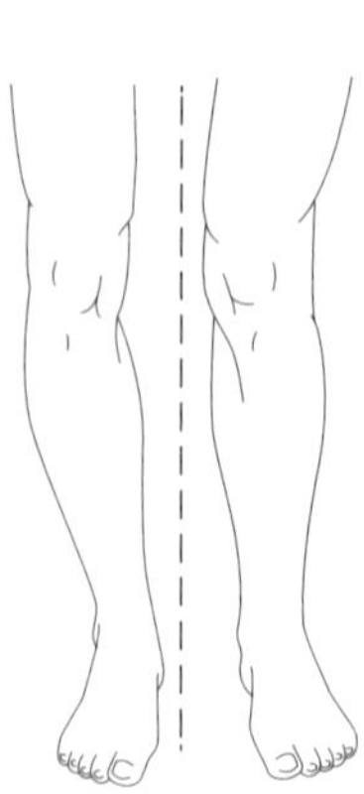

有這種情況的人，若將左手靠著桌子，盡量不要讓右邊骨盆的位置太高，讓骨盆往下，並伸展右側，腰痛情況能稍微減輕。如果再搭配「模仿漫畫招牌動作的筋膜伸展」（請參照Chapter3 47頁的內容）一起進行，會更有效果。

接下來我要介紹調整左右骨盆高低位置的放鬆動作。

1 調整骨盆高度的筋膜伸展（椅子篇）

30秒 3次 左右各做

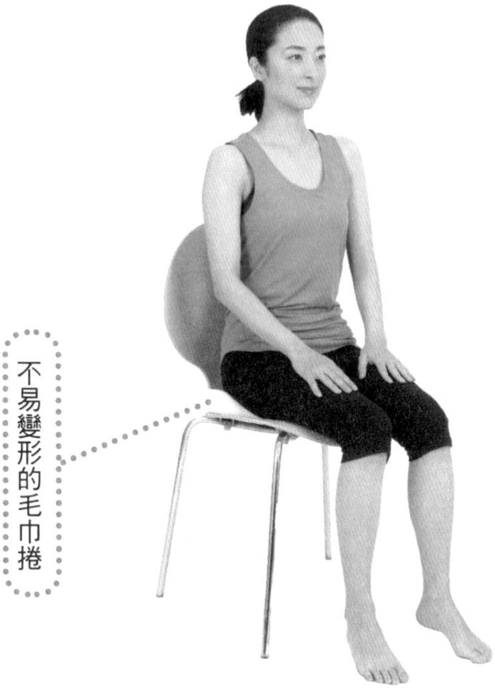

1

坐在高度可以讓腳底緊密貼地的椅子上，在骨盆位置較低側的臀部斜後方，墊一條捲好的毛巾捲。

2

保持身體微微前傾的姿勢，身體一邊倒向墊毛巾捲的那側，一邊慢慢轉動腰部。慢慢伸展對側的腰部，維持30秒。

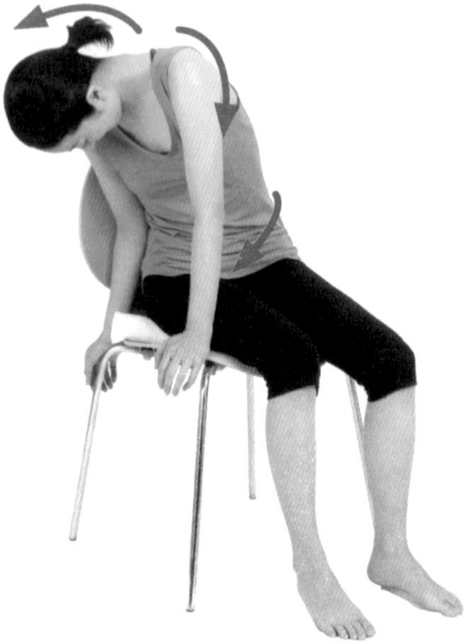

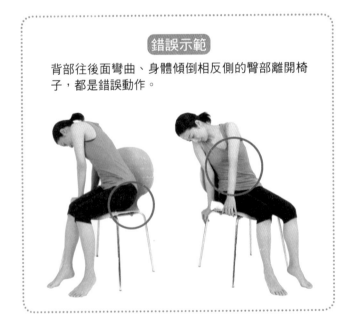

這個動作請左右交換，反覆進行3次。習慣之後，請將進行時間延長。

針對左右兩側比較難以伸展的方向，盡量花時間慢慢地放鬆。

錯誤示範

背部往後面彎曲、身體傾倒相反側的臀部離開椅子，都是錯誤動作。

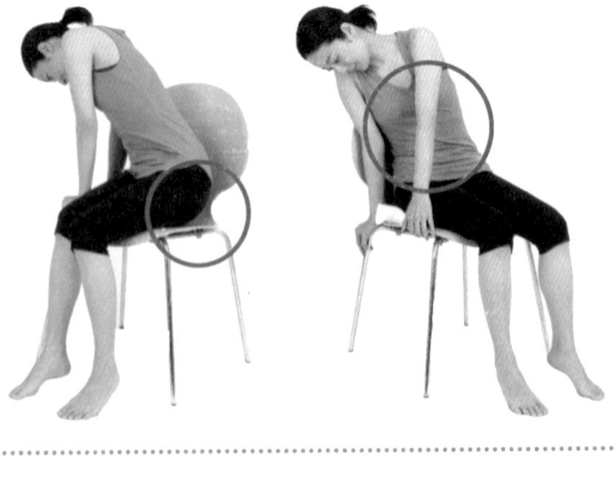

2 調整骨盆高度的筋膜伸展（地板篇）

30秒 3次 左右各做

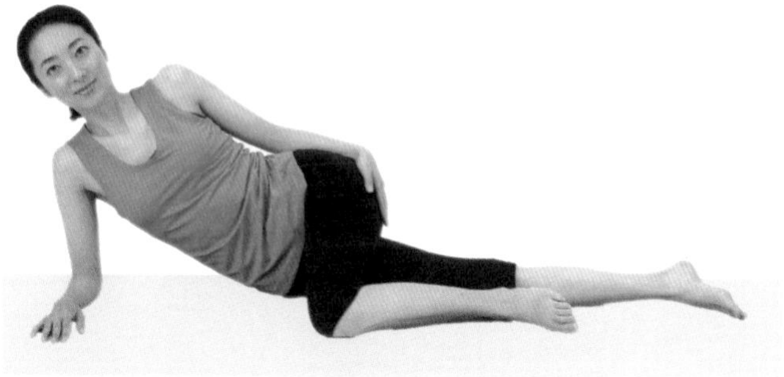

1

想要伸展的一側朝下，身體橫躺。
下側手肘立起，
上側髖關節大腿彎曲，
膝關節也彎曲，
兩者皆呈直角。

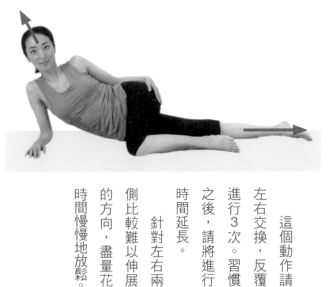

2

以手肘為支點，頭部往上拉，下側骨盆到腳都保持直角狀態，另一隻腳從骨盆往腳踝方向伸展，維持30秒。

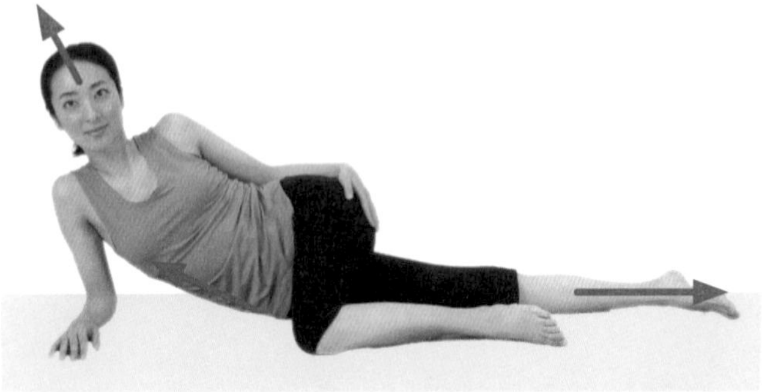

這個動作請左右交換，反覆進行3次。習慣之後，請將進行時間延長。

針對左右兩側比較難以伸展的方向，盡量花時間慢慢地放鬆。

錯誤示範

下側的骨盆往肩膀方向歪、頸部太過挺直都是錯誤動作。

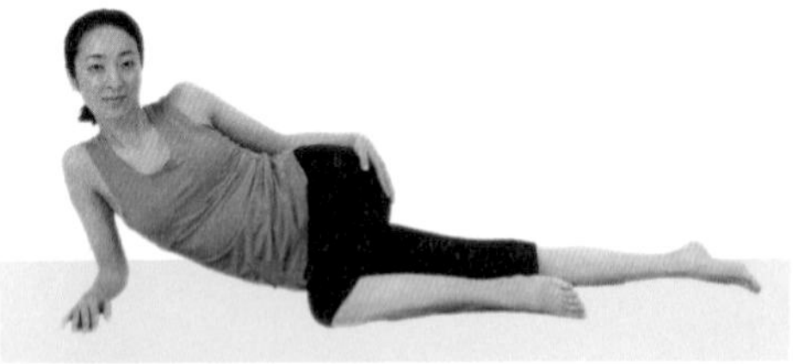

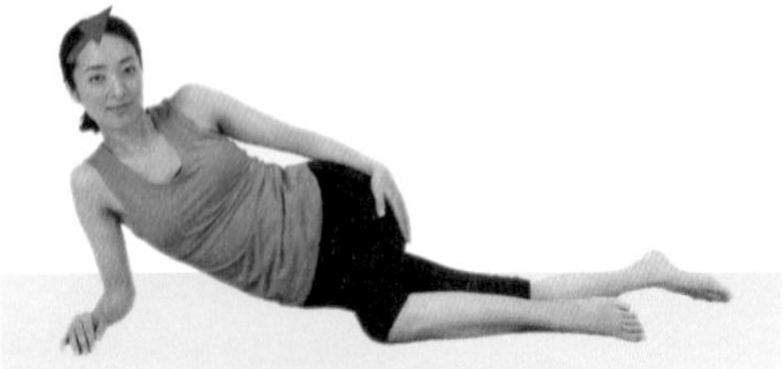

骨盆高度

3 調整骨盆高度的筋膜伸展（牆壁）

30秒 3次 左右各做

1

採取站姿，伸展的右側不靠牆（如圖為右側）。雙腳貼地，慢慢將身體重心移到右側骨盆，輕輕往地面施力，同時將身體向左側傾。

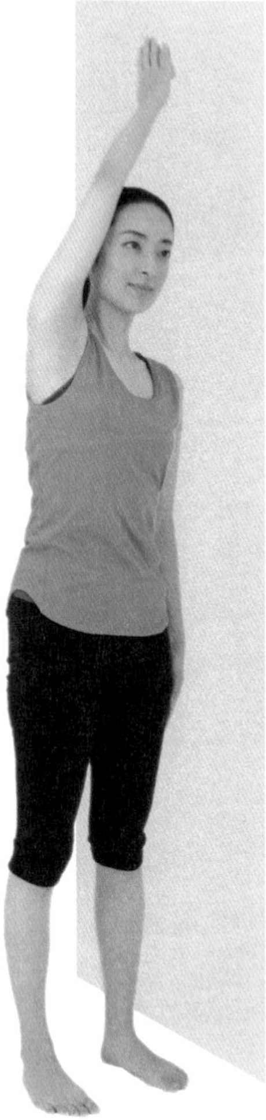

2

右手手掌貼在牆壁上，將骨盆略為往右移動，同時將手慢慢往上滑動，維持30秒。

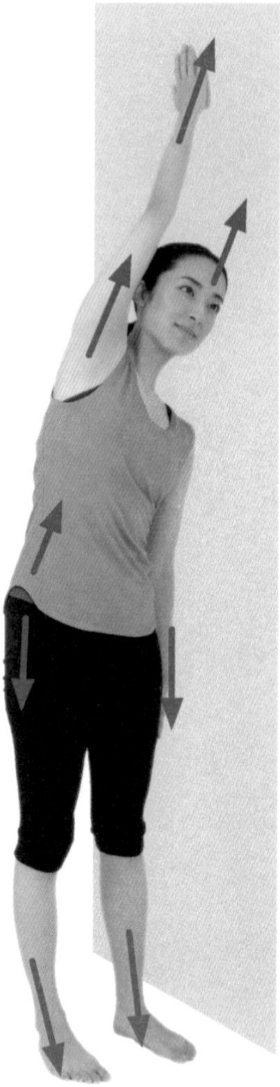

這個動作請左右交換，反覆進行3次。習慣之後，請將進行時間延長。針對左右兩側比較難以伸展的方向，盡量花時間慢慢地放鬆。

錯誤示範

右腳離開地面，骨盆往肩膀方向拉，頸部過於彎向一側都是錯誤動作。

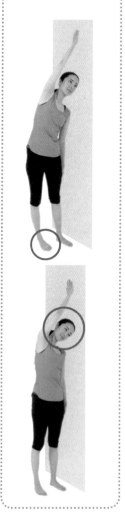

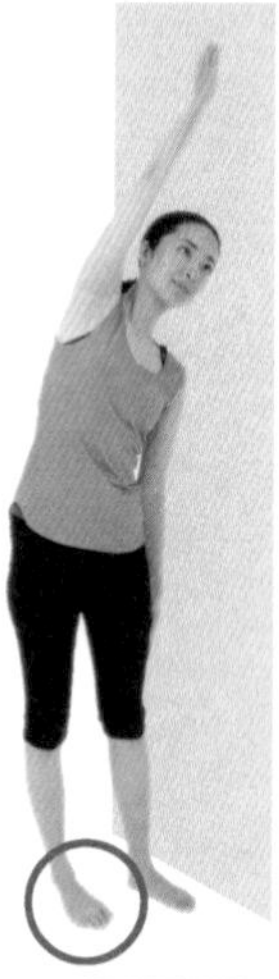

Chapter

11

臀部周圍的筋膜伸展

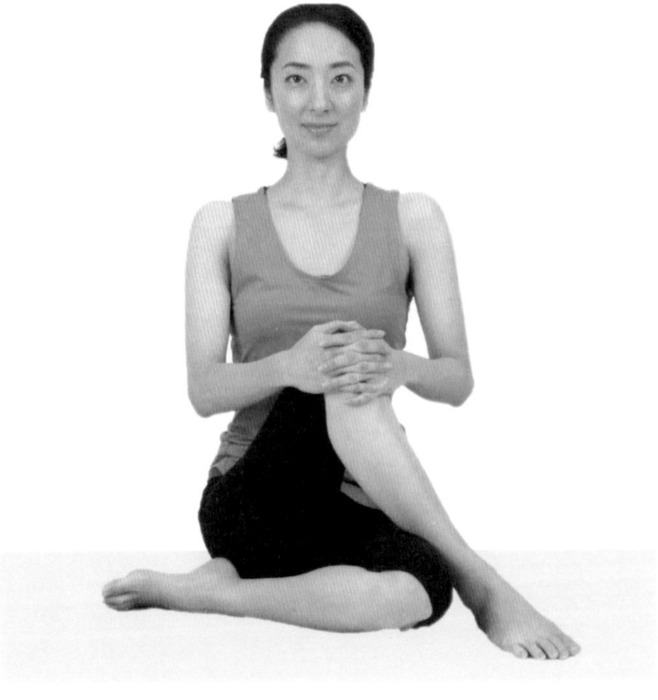

1 梨狀肌的筋膜伸展

O型腿、屬於後彎平坦型（骨盆往後傾，髖關節往前移，膝蓋位置比正常狀況還要後面，長期駝背）、平背型（骨盆稍微往後傾，髖關節稍微往前移，骨盆較長，不知不覺中穿褲子時腰部位置變低，長期駝背）的人，或是曾經有過腳踝內翻性扭傷經驗、坐骨神經痛的人，做這個動作會很有效果。

30秒3次 左右各做

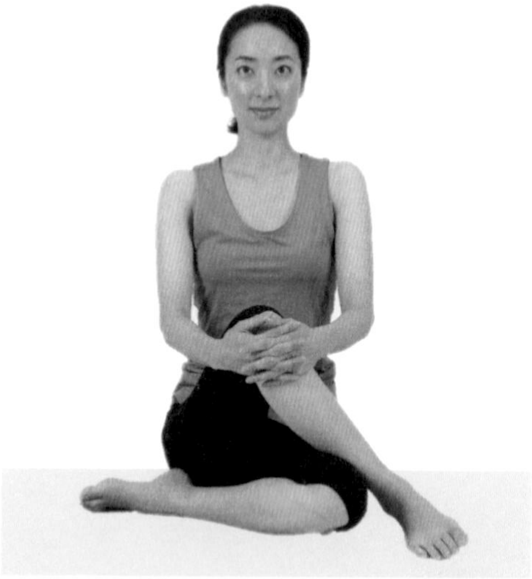

1

將伸展側的膝蓋立起來，另一側膝蓋彎曲貼地。將伸展側的腳貼在另一側的膝蓋外側。

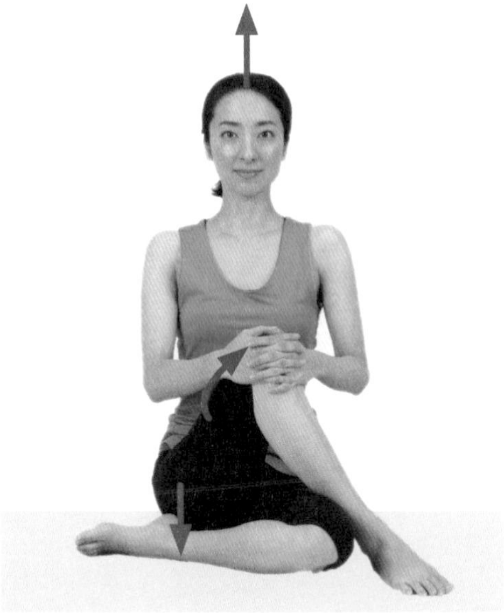

2

將伸展側的臀部緊貼地面，腰部挺直，頭部盡量往天花板方向伸展，同時將膝蓋慢慢往胸口靠近，維持30秒。

這個動作請左右交換，反覆進行3次。習慣之後，請將進行時間延長。

針對左右兩側比較難以伸展的方向，盡量花時間慢慢地放鬆。

錯誤示範

臀部離開地面、腰部彎曲都是錯誤動作。

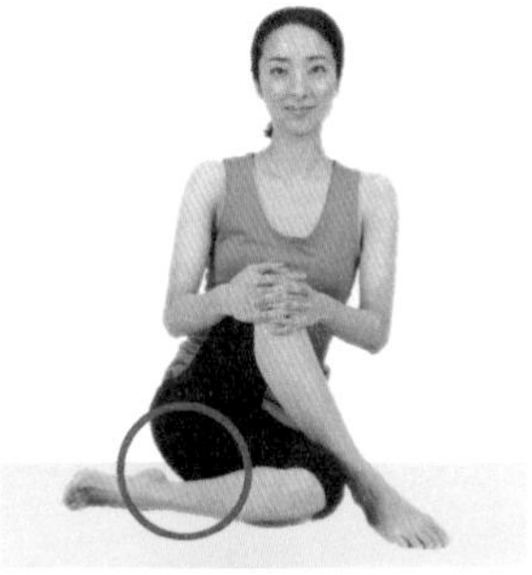

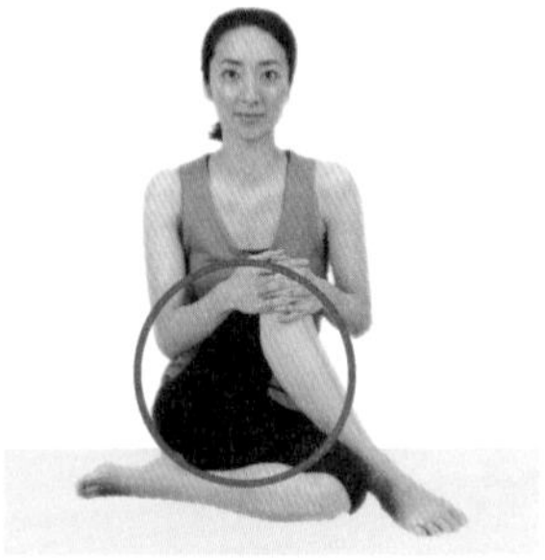

如果覺得這個姿勢很難做到，也可以坐在椅子上，將不伸展的腳往下伸直再進行動作。腰部不要彎曲，身體要挺直進行。

或者也可以採取仰躺的姿勢，將單側膝蓋拉近胸前。

此外，也可以將想要伸展的腳放在床上，將身體彎向膝蓋外側的位置。不論採取哪一種方法，腰部彎曲都是錯誤動作，務必要挺直腰部。

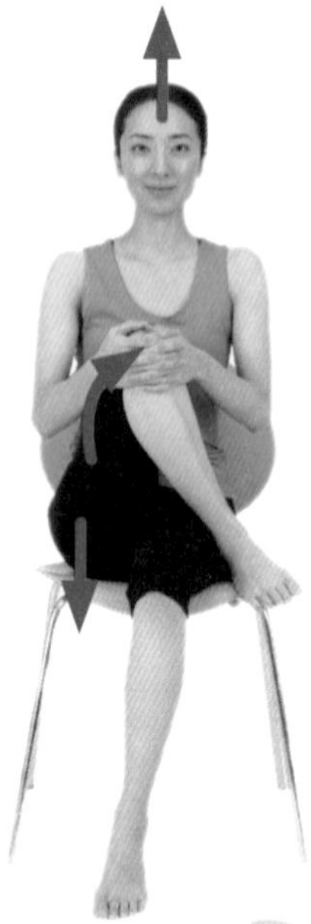

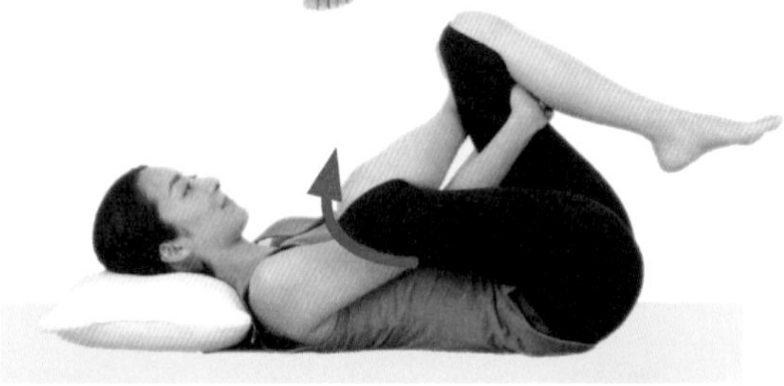

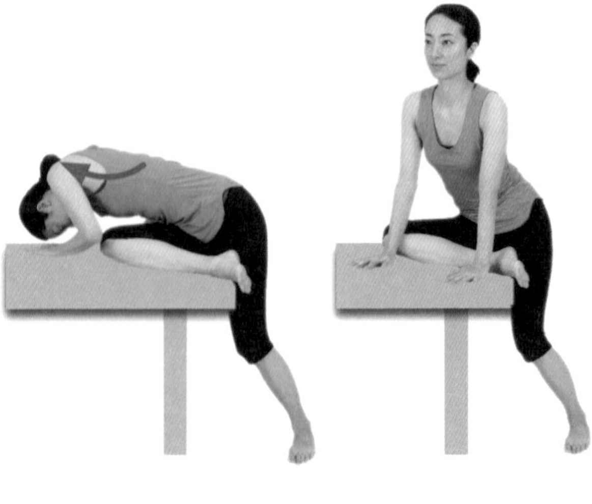

臀部周圍

2 闊筋膜張肌的筋膜伸展

30秒3次

X型腿、屬於後彎前彎型（骨盆往前傾，腰部向前凹，駝背）的人，或是髂脛束摩擦症候群、鵝足黏液囊炎、扁平足、拇指外翻等症狀的人，做這個動作會很有效果。

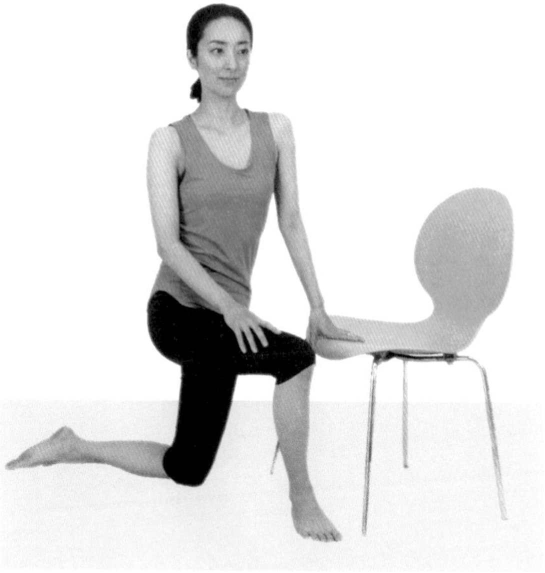

1

將伸展側的膝蓋貼地，另一隻腳往前伸，呈現單膝立起的姿勢。將伸展側的手放在椅面上。前腳和後腳膝蓋一前一後。前後腳互相朝內側放。

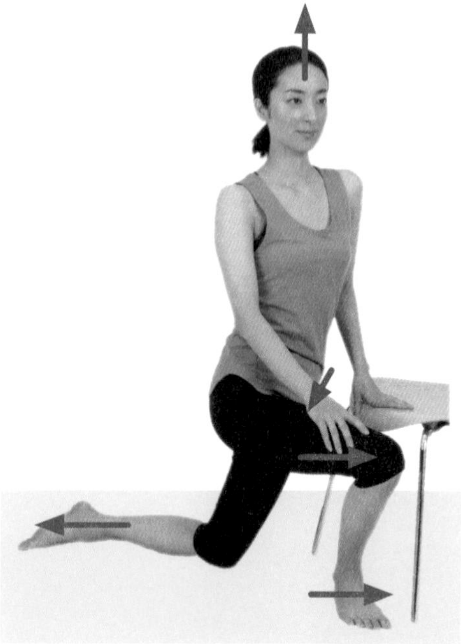

2

將後腳的髖關節根部，盡量慢慢往前腳腳跟靠，維持30秒。

這個動作請左右交換，反覆進行3次。習慣之後，請將進行時間延長。

針對左右兩側比較難以伸展的方向，盡量花時間慢慢地放鬆。

錯誤示範

後腳沒有轉向膝蓋內側、腰部向前凹都是錯誤動作。

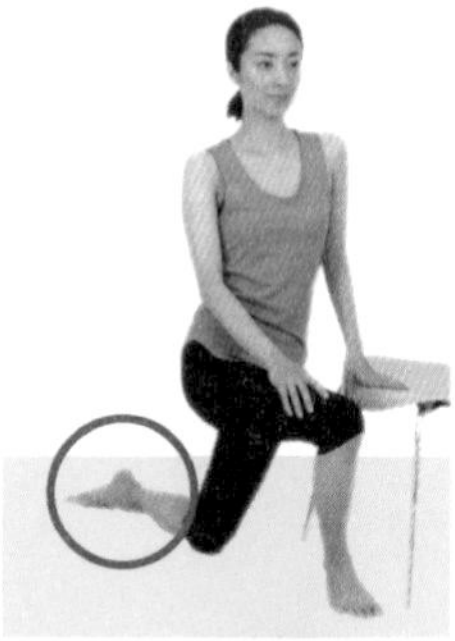

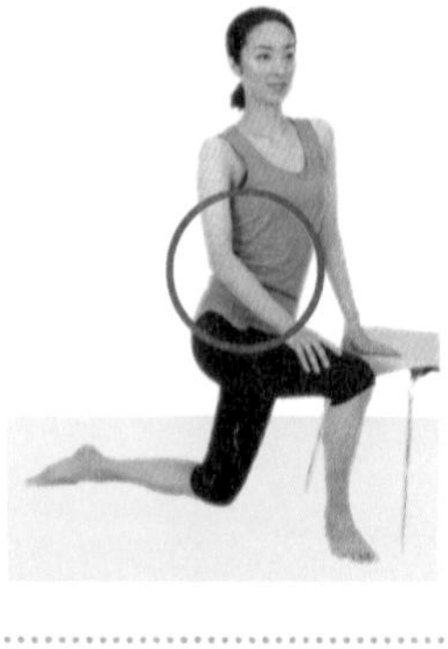

3

大腿內側的筋膜伸展

X型腿、屬於後彎前彎型（骨盆往前傾，腰部向前凹，駝背）的人，或是髂脛束摩擦症候群、鵝足黏液囊炎、扁平足、拇指外翻等症狀的人，做這個動作會很有效果。

30秒
3次 左右各做

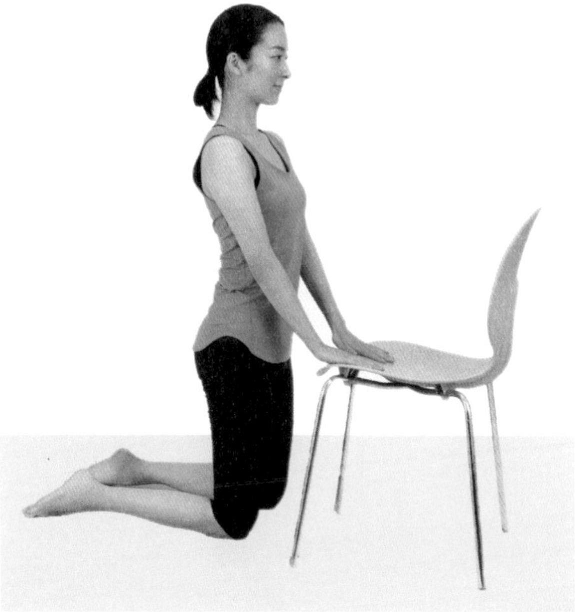

1

將雙手放在前方的桌上或椅面上，呈現雙膝跪著貼地的姿勢。

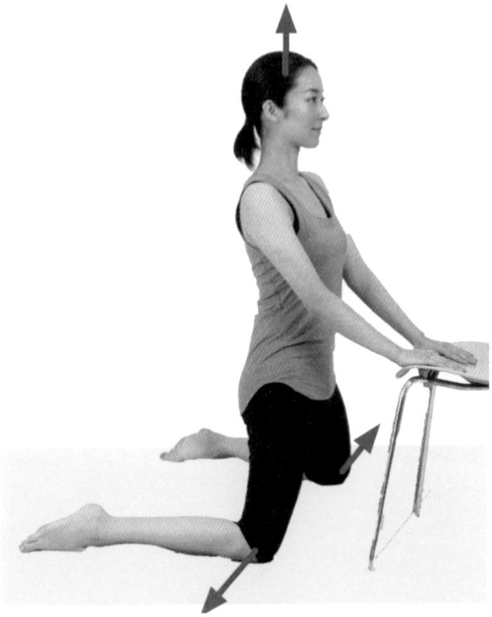

2

身體保持挺直的狀態，將雙膝一點一點地慢慢往兩旁移動，到極限時維持30秒。同時想像頭部往天花板靠近。

這個動作請反覆進行3次。習慣之後，請將進行時間延長。

錯誤示範

腰部彎曲、腰部向前凸都是錯誤動作

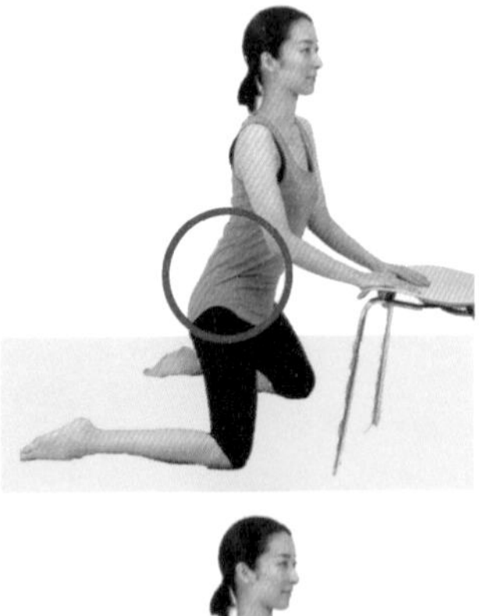

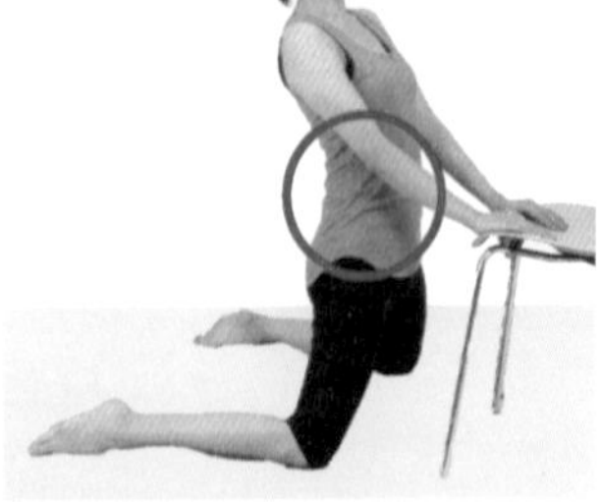

Chapter

12

美臀又美腿的筋膜伸展

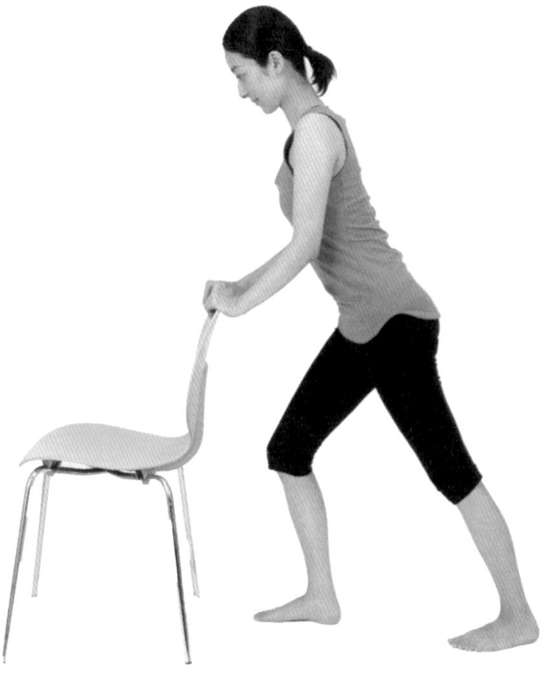

1

利用牆壁的腳部筋膜伸展

這是慢慢放鬆整個腳部前面、後面和內側的方法。可以改善腳部動作，讓雙腳變美。此外，對於改善腳部浮腫或畏寒體質也很有效果。

80秒

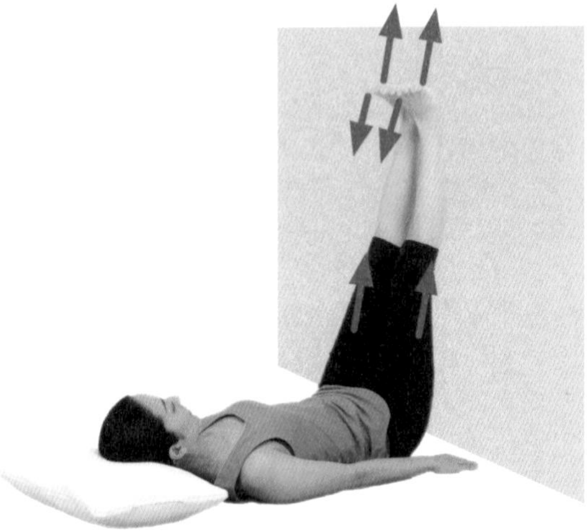

1

頭躺在枕頭上，
髖關節調整到舒適的角度，
保持膝蓋微微彎曲的狀態，
雙腳靠牆。
讓雙腳腳跟貼牆，
腳趾頭朝自己臉部方向靠近，
同時讓腳跟沿著牆壁往上移動，
慢慢伸展大腿後側，維持20秒。

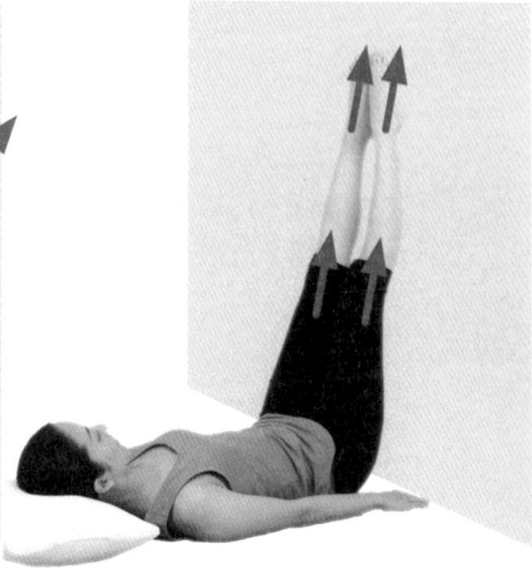

2

接下來，
整個腳底貼在牆上，
盡量不要讓腳底離開牆壁，
沿著牆壁往上移動，
慢慢伸展大腿前側，維持20秒。

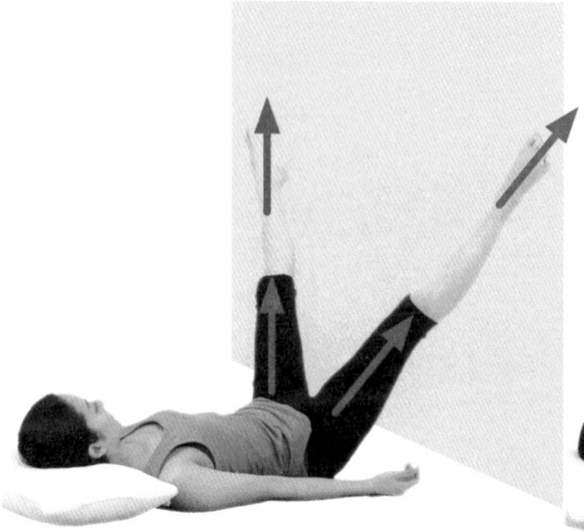

3

接著，保持雙腳腳跟貼在
牆上的狀態，
雙腳往左右兩側移動，
慢慢伸展大腿內側，維持20秒。

錯誤示範

腰部向前凸、沒有使用枕頭且下巴往上抬都是錯誤動作。

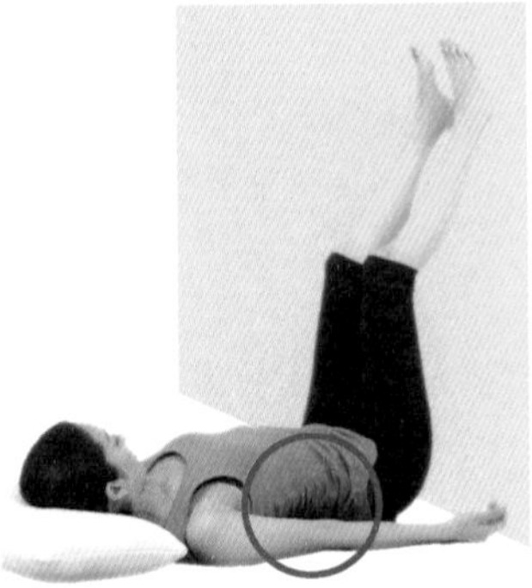

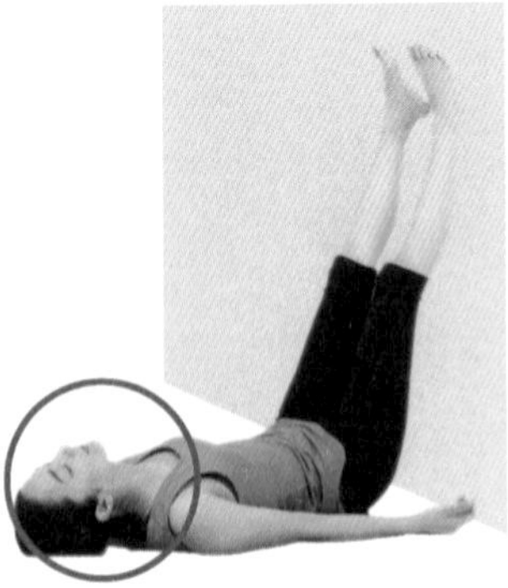

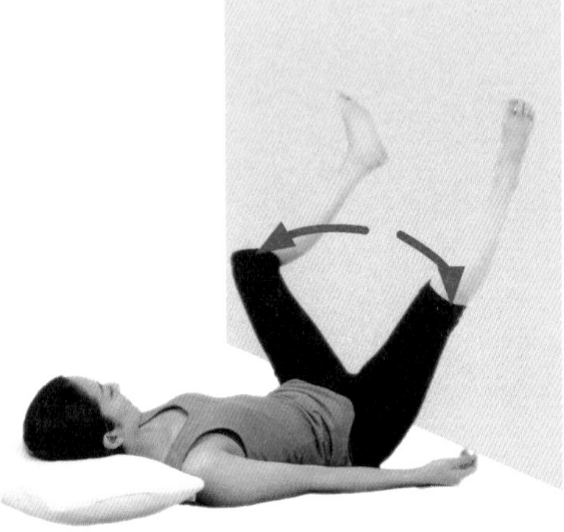

4

最後，雙膝分別往兩側彎曲，維持20秒。

2 轉動髖關節的筋膜伸展

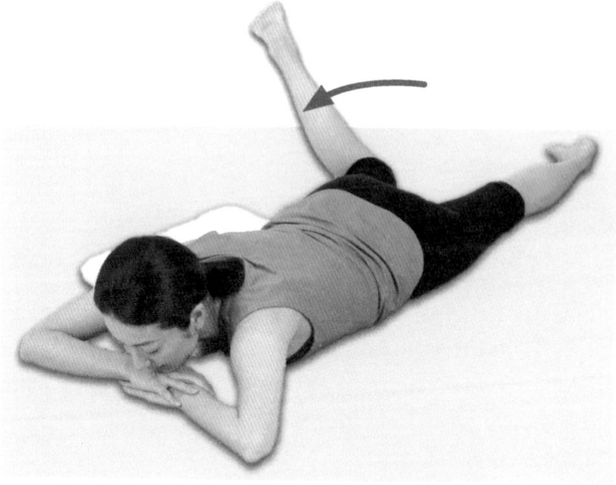

1

採取俯臥姿勢。
一隻腳的膝蓋往外彎曲
呈直角。
先在膝蓋彎曲側的
胸部下方墊一顆枕頭，
然後再腳慢慢往外彎，
維持20秒。

20秒
3次

2

接著，枕頭移到另一側的胸部下，將彎曲的腳慢慢往內彎，維持20秒。

這個動作請左右交換，反覆進行3次。習慣之後，請將進行時間延長。

尤其要針對比較難進行的方向，盡量花時間慢慢地放鬆。

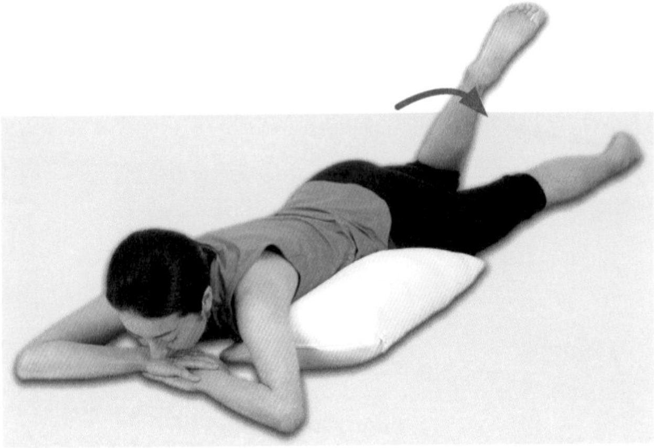

錯誤示範

忘記墊枕頭、腳往外側彎時，另一側的骨盆離開地面、腳往內側彎時，同一側的骨盆離開地面都是錯誤動作。如果腹部肌肉力量較弱，會出現這種情況。

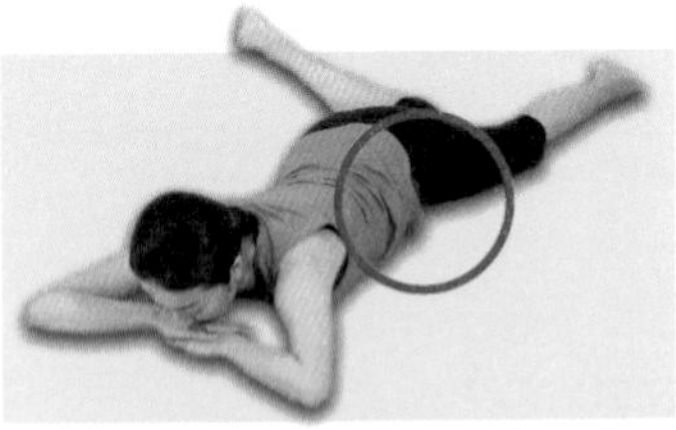

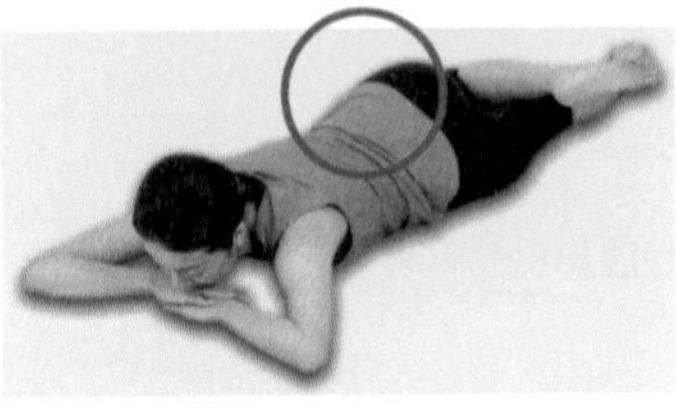

從臀部到腳

3 伸展小腿肚的筋膜伸展

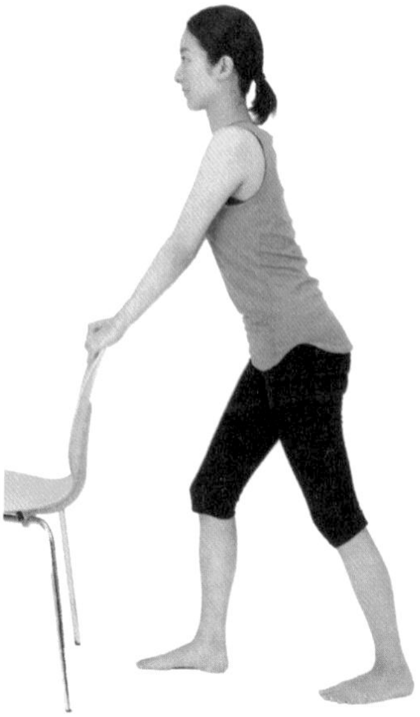

1

雙手抓住桌子或椅背，一隻腳往後拉。

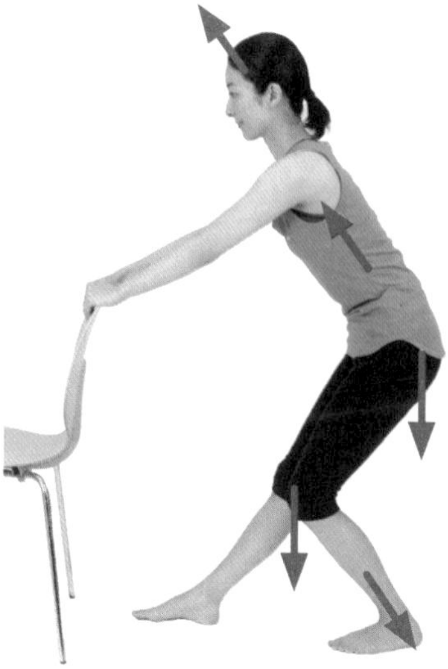

2

將前腳膝蓋往後伸展，同時將身體重心往後移，後腳腳底保持緊貼地面的狀態，後腳膝蓋慢慢彎曲，維持20秒。

20秒
3次

3

接著，前腳膝蓋彎曲，同時將身體重心往前移，後腳腳底保持緊貼地面的狀態，後腳膝蓋慢慢伸展，維持20秒。

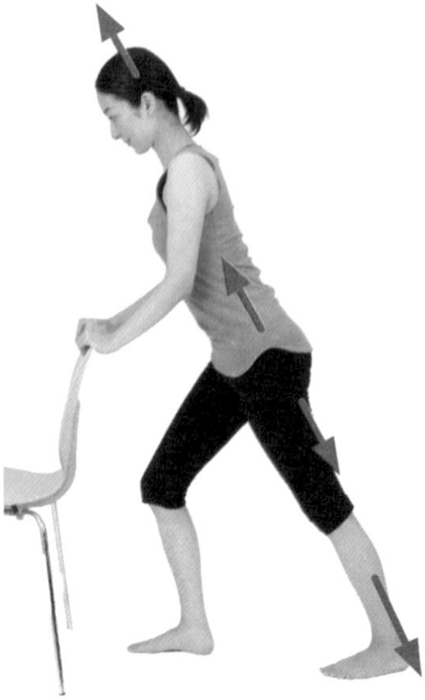

這個動作請左右交換，反覆進行3次。習慣之後，請將進行時間延長。

針對左右兩側比較難以伸展的方向，盡量花時間慢慢地放鬆。

錯誤示範

腰部彎曲、腰部向前凸都是錯誤動作。

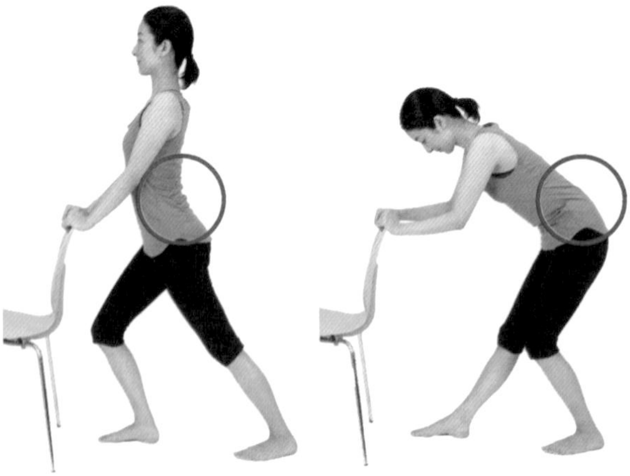

Chapter

13

手臂的筋膜伸展

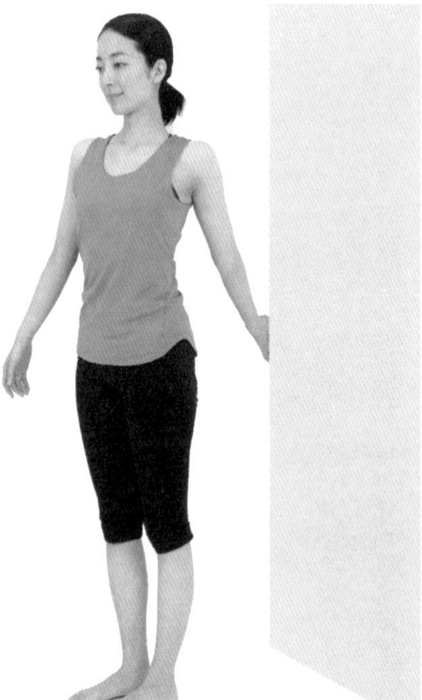

你是否有以下的困擾？上臂和腋下有贅肉、穿洋裝、內衣以及綁頭髮變得很困難，因為駝背變成肩膀往內縮，平常即使站著，手肘也處於彎曲狀態，走路時手肘沒有伸直，以彎曲狀態走路，要做萬歲動作時很辛苦等情況。

接下來要介紹的筋膜伸展，對於從肩膀到手指筋膜僵硬的人很有效果。

1 手臂前側的筋膜伸展

40秒 3次 左右各做

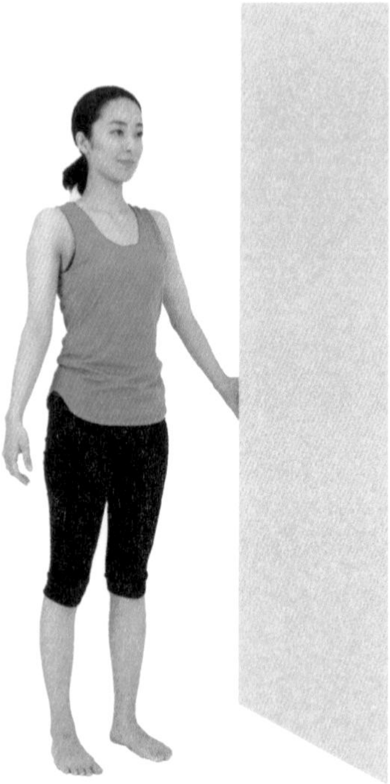

1

保持手肘伸直的狀態，將手掌貼在門上或柱子上。

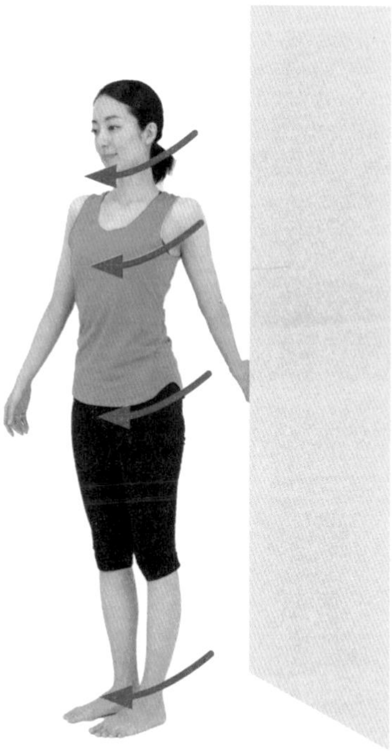

2

身體跟腳一起轉動，伸展手臂前側，尤其是上臂二頭肌的部位，維持20秒。

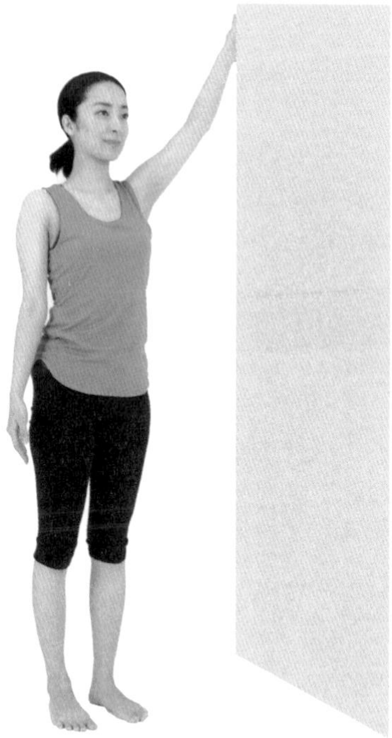

3

接下來，把手放在比肩膀高的位置。

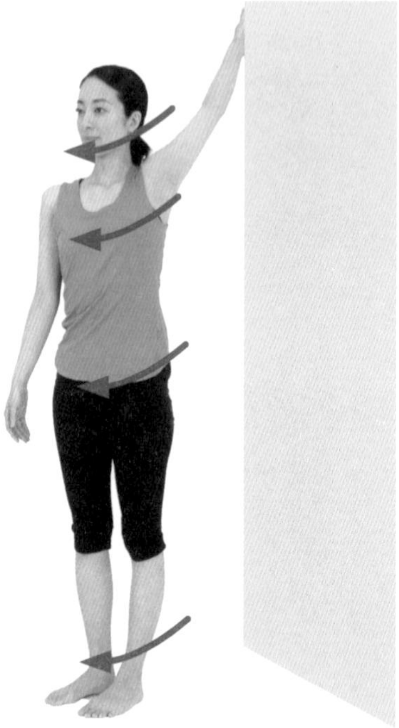

4

此時轉動身體，伸展手臂前側，尤其是胸大肌的部位，維持20秒。另一隻手也進行相同的放鬆動作。

這個動作請左右交換，反覆進行3次。習慣之後，請將進行時間延長。針對左右兩側比較難以伸展的方向，盡量花時間慢慢地放鬆。

錯誤示範

腳沒有跟身體一起轉動、手肘彎曲都是錯誤動作。

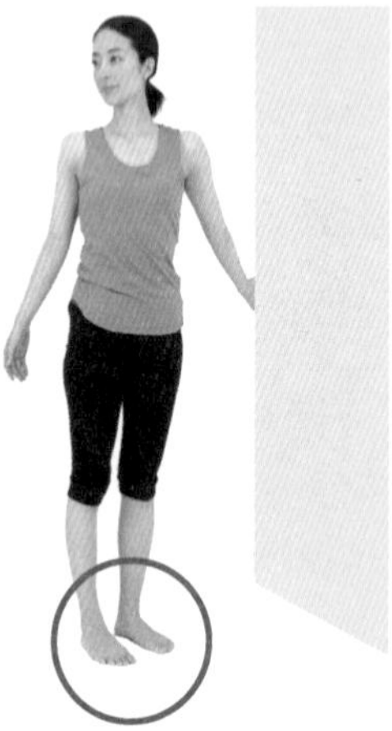

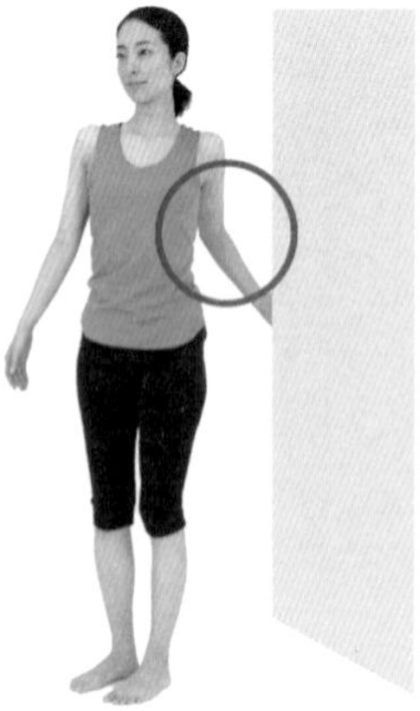

手臂

2 手臂後側的筋膜伸展

使用毛巾，放鬆手臂後側的肱三頭肌。肱三頭肌一旦僵硬，要將手臂往上舉時，就會出現肩膀痠痛的情形，所以要確實放鬆。

20秒 3次 左右各做

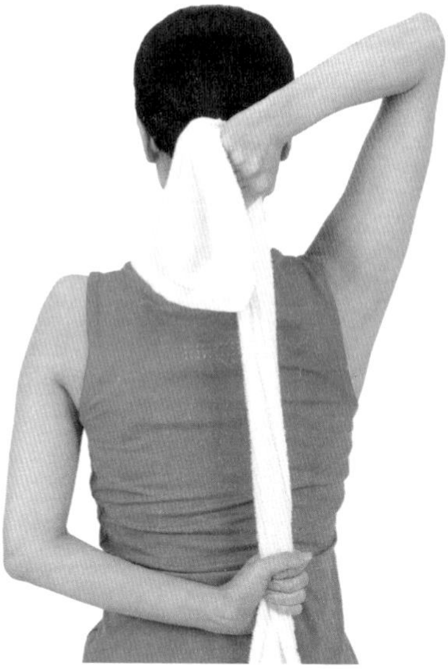

1

將一隻手舉到頭上，手肘彎曲，向後抓住毛巾。另一隻手在腰部後方，抓住毛巾另一頭。

2

下方的手盡量將毛巾往下拉，同時放鬆上方手臂的肱三頭肌20秒。上方的手肘請盡量貼近頭部後方。

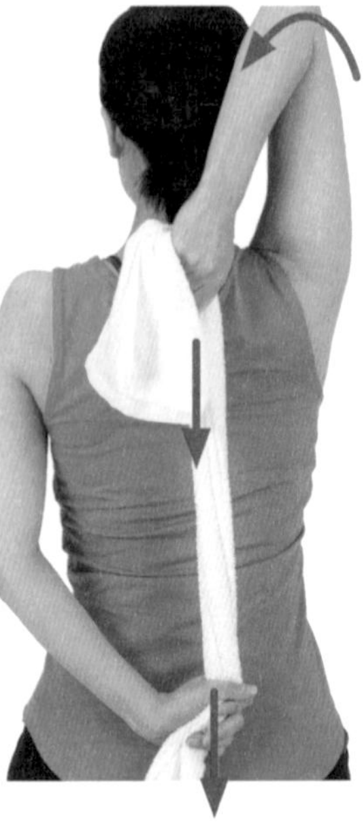

這個動作請左右交換，反覆進行3次。習慣之後，請將進行時間延長。

針對左右兩側比較難以伸展的方向，盡量花時間慢慢地放鬆。

錯誤示範

在上方的手肘離開頭部、腰部向前凸都是錯誤動作。

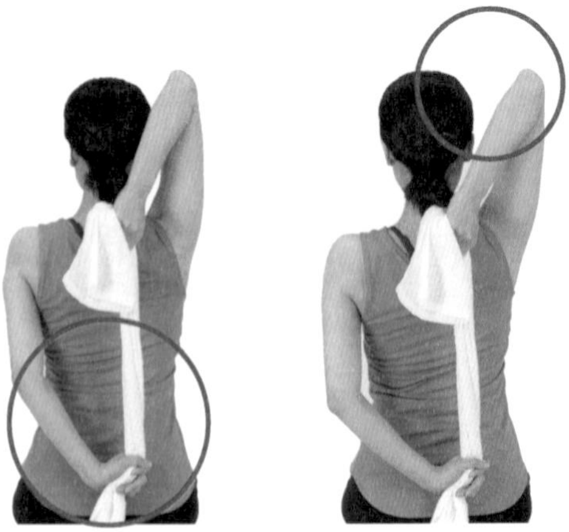

手臂

3 肩膀周圍的筋膜伸展

這個動作是針對很難扣住胸罩的背鉤、綁頭髮變得很困難，以及要做萬歲動作時，手掌很難朝向後方等情況，放鬆肩膀周圍肌肉的方法。

40秒 3次 左右各做

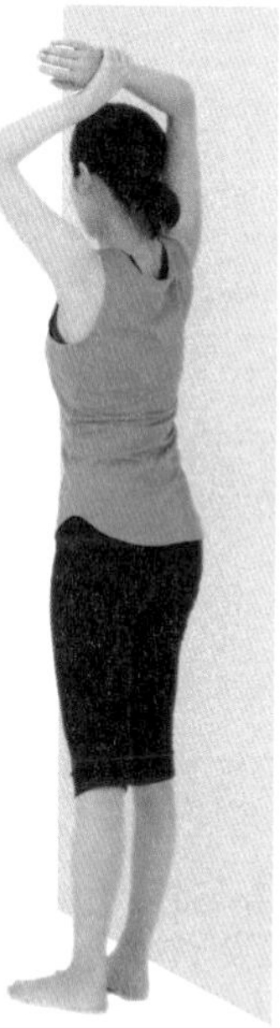

1

一隻手臂往上舉，同側身體貼向牆壁。用另一隻手抓住上舉的手腕。

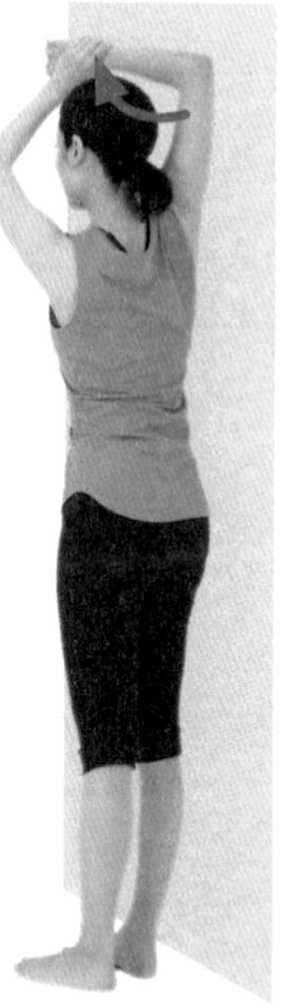

2

此時將手腕往前方拉，放鬆外旋肌（手臂向外側轉動的肌肉）維持20秒。

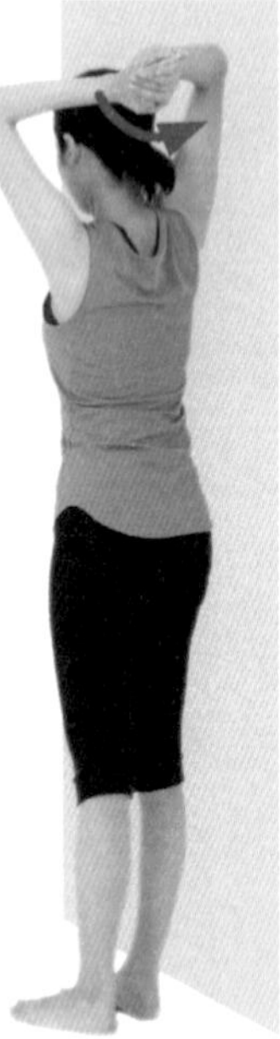

3 接下來，把手腕往後拉，放鬆內旋肌（手臂向內側轉動的肌肉）維持20秒。

這個動作請左右交換，反覆進行3次。習慣之後，請將進行時間延長。針對左右兩側比較難以伸展的方向，盡量花時間慢慢地放鬆。

錯誤示範

在上方的手肘跑到頭部前面，身體也跟著一起轉動都是錯誤動作。

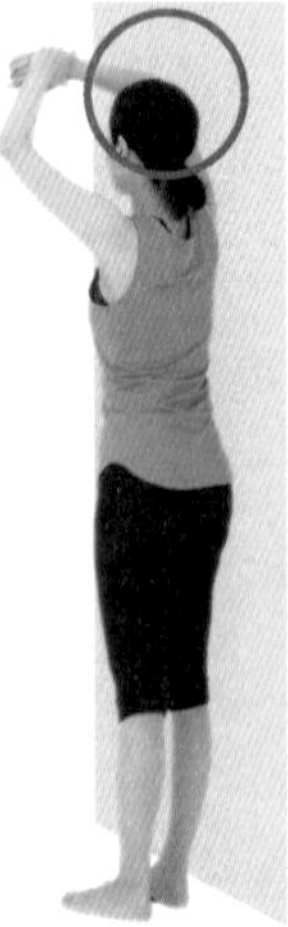

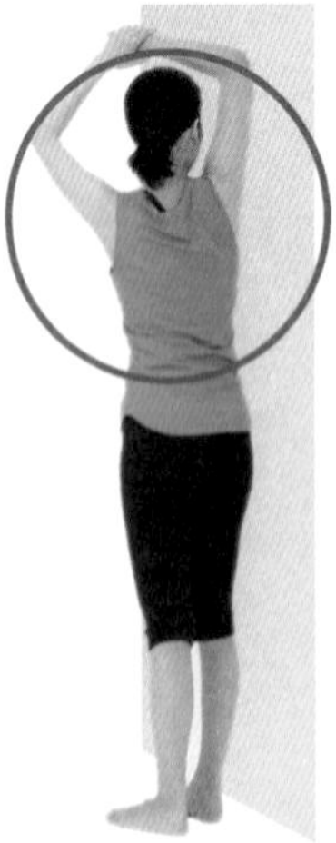

Chapter 14

利用滾球的筋膜伸展

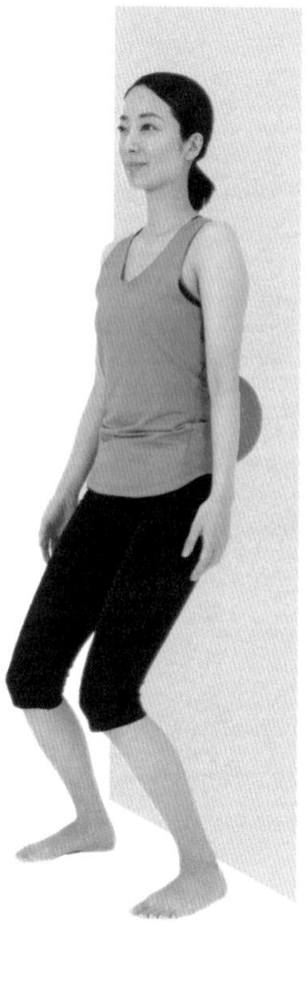

1

利用滾球的筋膜伸展（站姿）

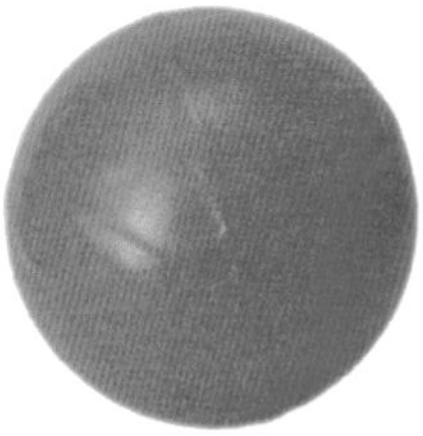

準備一顆充氣的柔軟滾球。

身體壓在滾球上方，向四方活動身體，利用滾球的壓力和回轉伸展筋膜。滾球請直接緊貼身體，盡量不要有其他東西隔著。這些動作可以鬆解整個背部、讓血液循環變好、動作能變靈活。有助於改善姿勢。

90秒

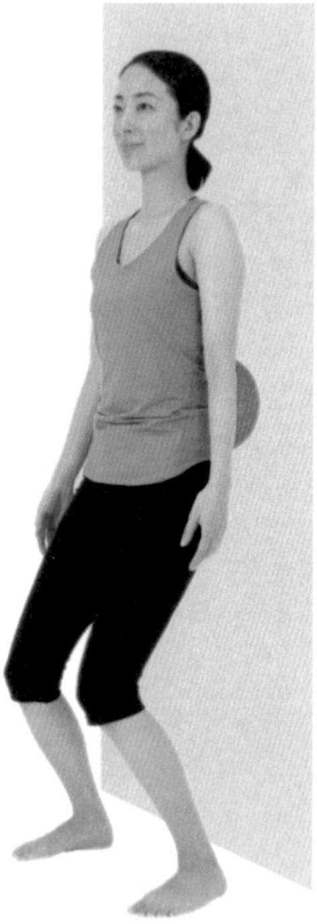

1

背部靠著牆壁站立，雙膝微微彎曲。在牆壁和背部中間夾一顆滾球。

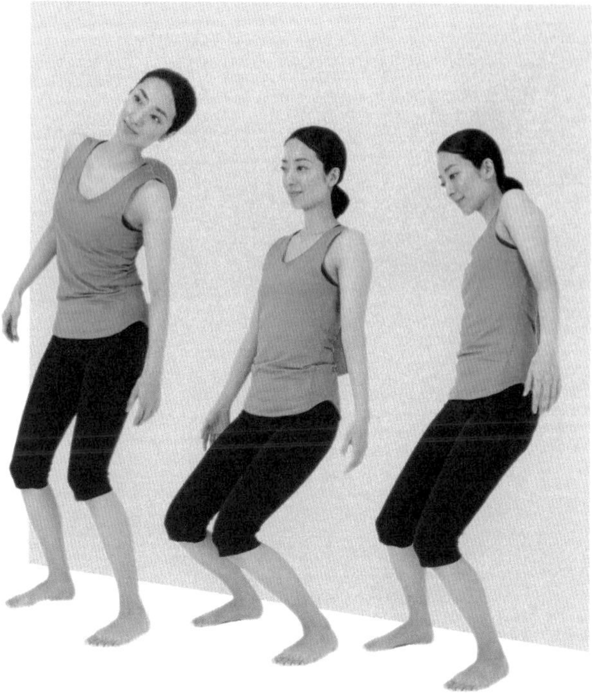

2

彎曲膝蓋並伸展，轉動身體，使身體往各個方向活動，放鬆筋膜。

整個動作至少進行30秒，盡量持續進行到90秒。

也可以改變滾球的位置，並依照相同步驟進行。

錯誤示範

滾球太小太硬、無法將滾球夾在身體和牆壁中間都是錯誤狀況。

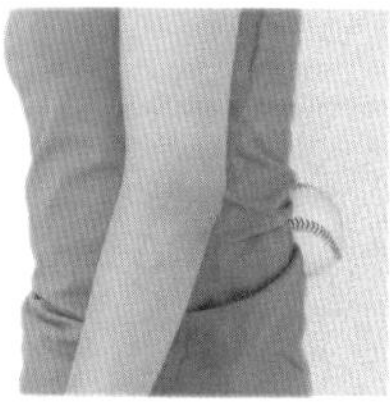

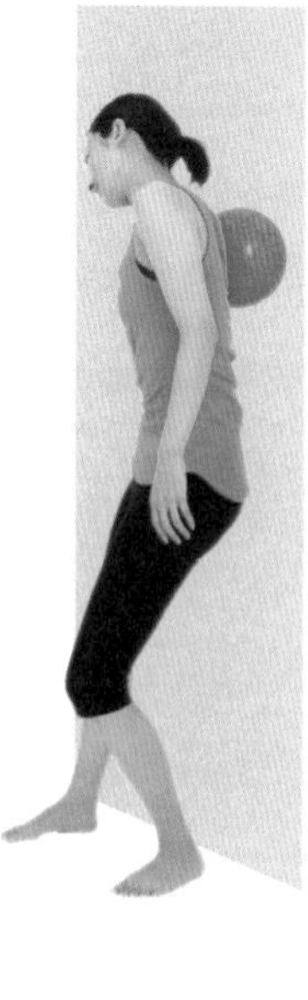

1 2

利用滾球的筋膜伸展（仰躺）

90秒

採取仰躺的姿勢，彎曲膝蓋，在地板和背部中間夾一顆滾球。轉動身體，使身體往各個方向活動。

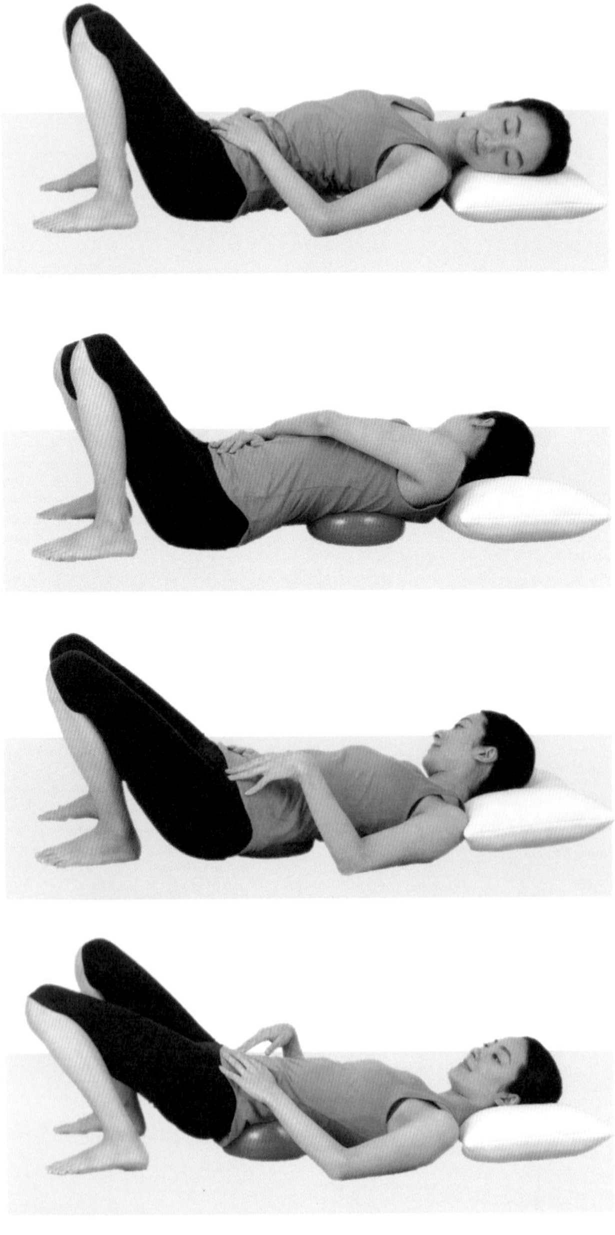

2

將滾球放在背部上方，放鬆30秒。放在背部正中央，放鬆30秒。放在臀部，放鬆30秒。

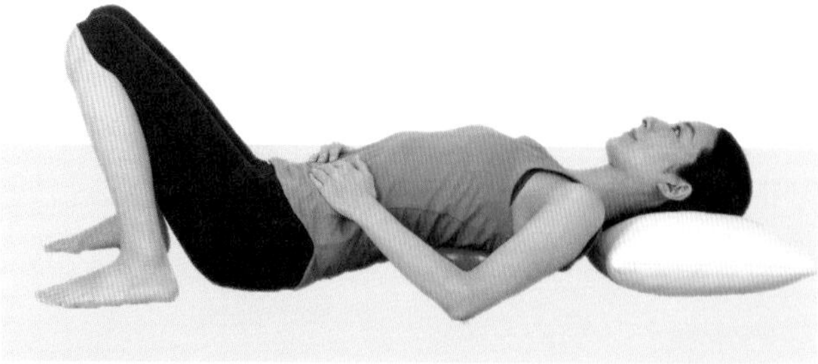

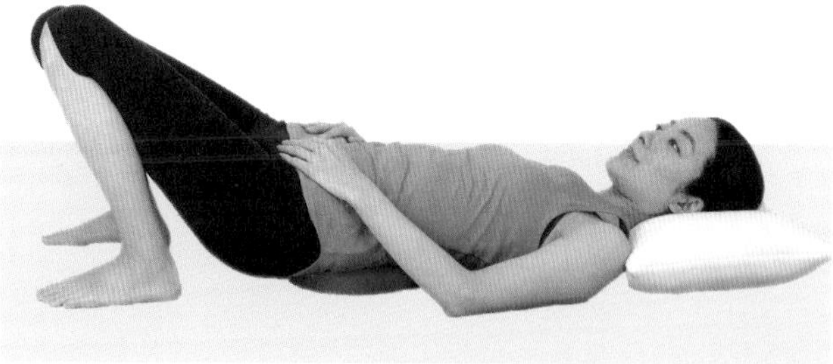

錯誤示範

膝蓋伸直進行、下巴往上抬都是錯誤動作。

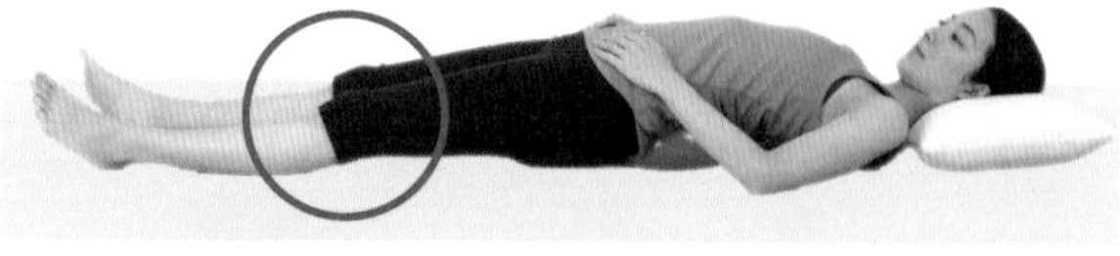

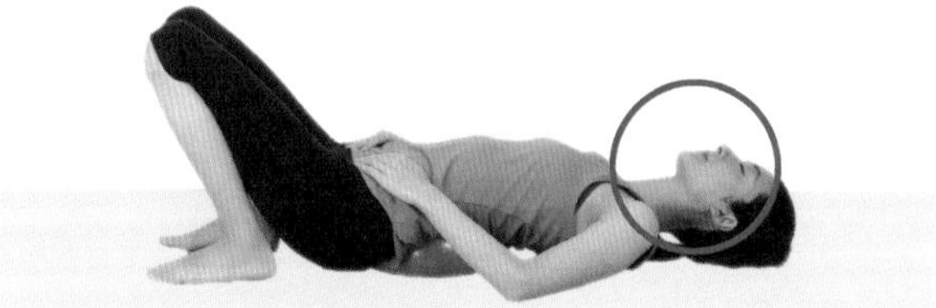

Chapter

15

改善浮腫的筋膜伸展

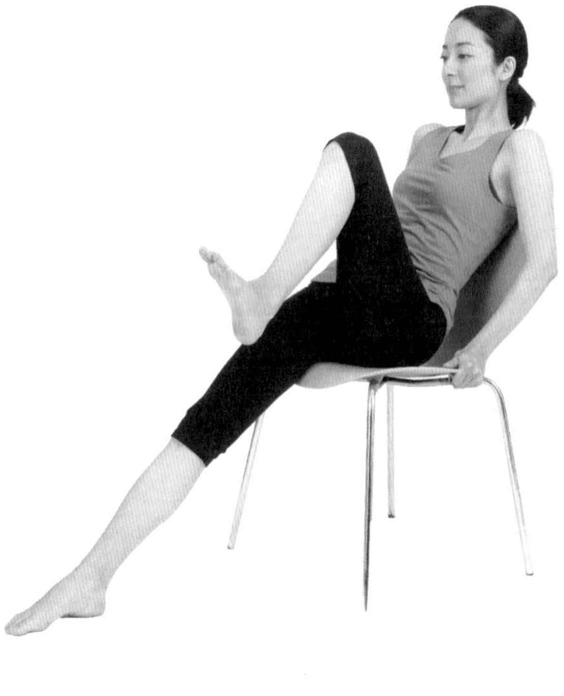

這些動作對於手腳冰冷，畏寒體質導致失眠，工作大多坐著導致腳部浮腫，早上起床臉部也會浮腫，或是鎖骨線條不明顯等症狀都很有效。透過這些動作來改善畏寒體質和浮腫，並且促進淋巴循環吧。一天之中，如果能在早上、中午和晚上都進行，效果也會提升。晚上剛洗完澡，趁身體還暖和時進行是最有效果的。

1 打開又合攏的筋膜伸展

40秒
3次

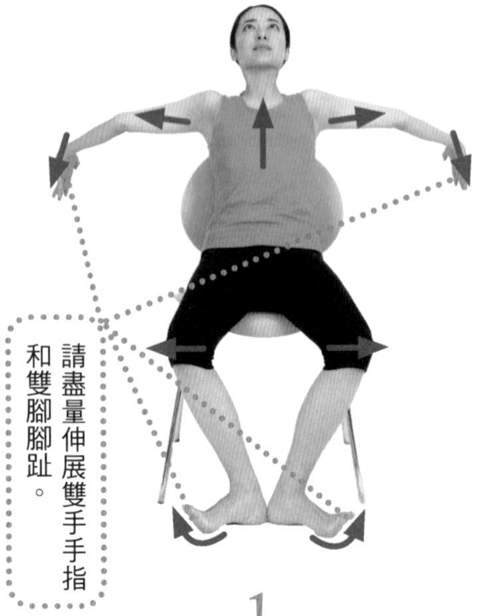

1

坐在椅子上，雙腳腳跟靠在一起，
雙腳腳尖和雙膝都轉向外側。
保持微縮下巴的狀態，
身體盡量靠在椅子上，
雙手往後舉，抬高肩膀，
挺起胸部，維持20秒。

接下來，一邊縮下巴，一邊彎曲身體。雙膝和雙腳腳尖都併攏，雙手交叉，身體向內縮，盡量和膝蓋靠在一起，維持20秒。

2

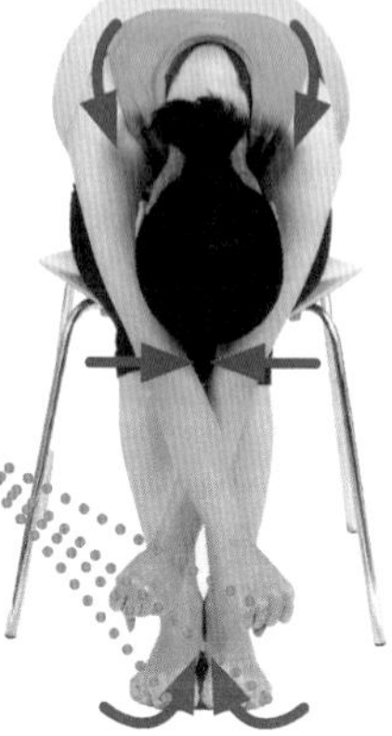

請盡量彎曲雙手手指和雙腳腳趾。

這個動作請反覆進行3次。習慣之後，請將進行時間延長。

如果能在做完動作②「踩腳踏車的筋膜伸展」和動作③「伸展腋下的筋膜伸展」後，再做一次這個動作，可提升效果。

錯誤示範

下巴太往上抬、在步驟1時膝蓋沒有打開、腰部向前凸都是錯誤動作。

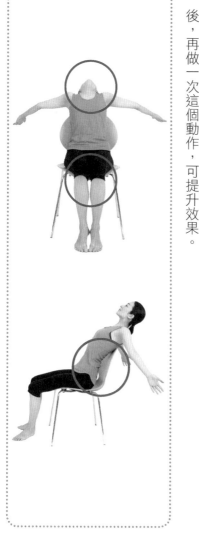

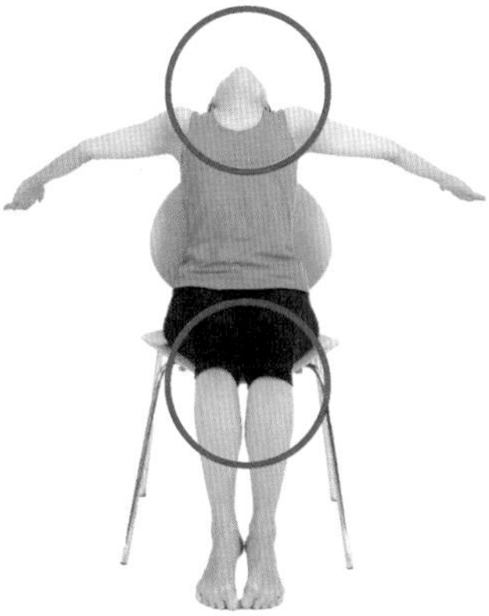

2 踩腳踏車的筋膜伸展

20秒 5次 左右各做

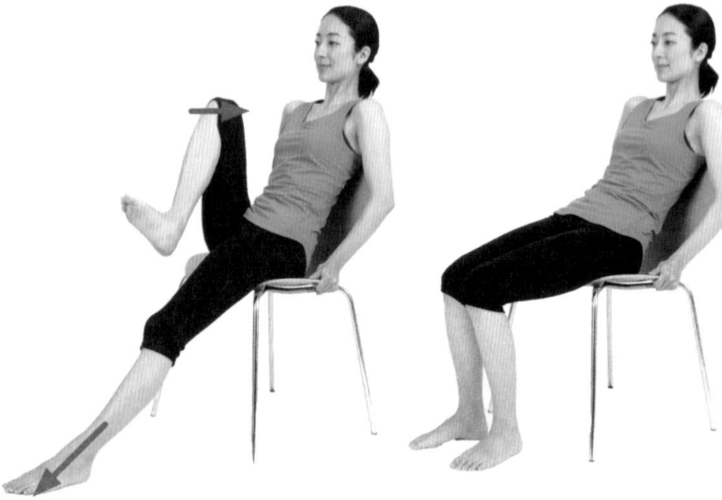

1

坐在椅子上，
臀部往前坐，
身體靠在椅子上，
雙手輕輕抓著椅子兩側。

2

一腳膝蓋盡量伸直，
腳底緊貼地面。
另一腳膝蓋彎曲，
同時往胸部靠近。
腳尖也往身體靠近。
維持10秒。

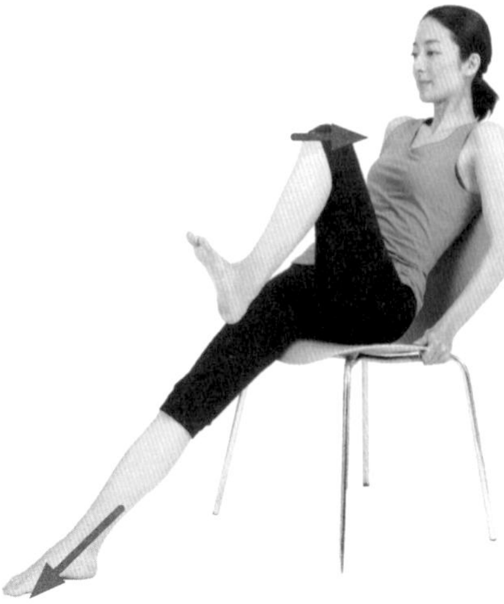

3

接下來，
另一腳也進行相同的放鬆動作。
絕對不要勉強進行，
在能做到的範圍維持10秒。

這個動作請左右交替，反覆進行5次。
習慣之後，請延長進行時間並增加次數。

錯誤示範

腰部太彎曲、勉強將膝蓋靠近胸部都是錯誤動作。

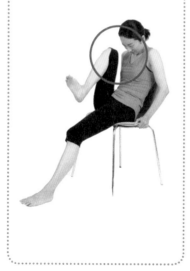

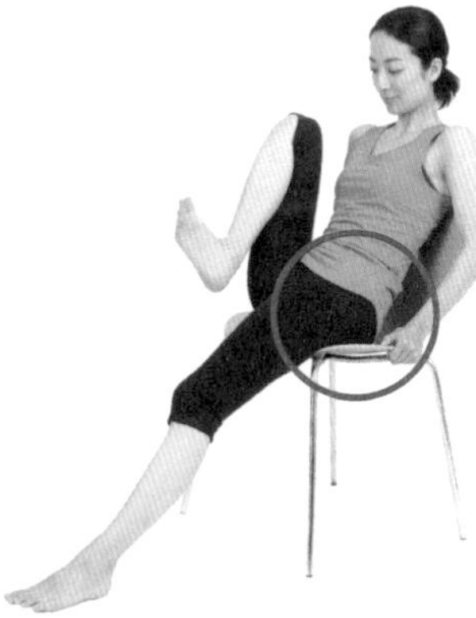

3 伸展腋下的筋膜伸展

40秒 3次 左右各做

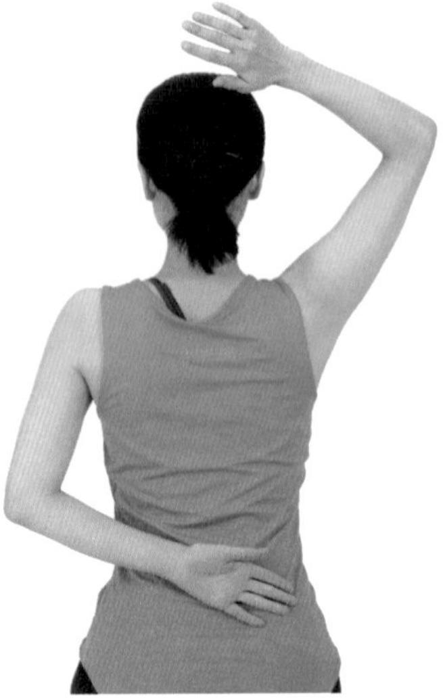

1

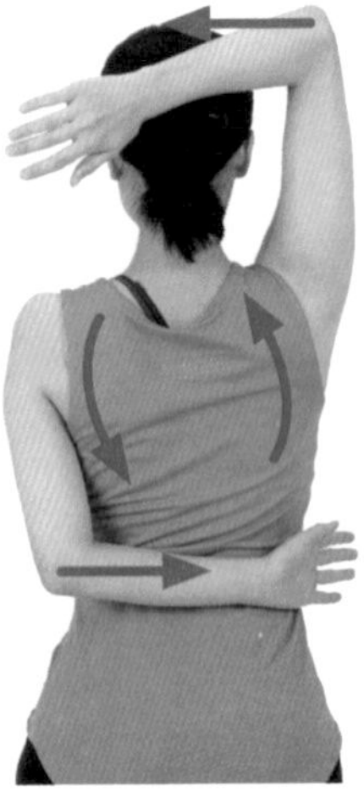

2

坐在椅子上，
右手臂舉到頭上，
左手臂繞到背後，
雙手手肘各自彎曲呈90度直角。

轉動手臂，
讓兩邊的肩胛骨從背後看來是
逆時針方向轉動。
手肘維持彎成直角的狀態。
維持20秒。

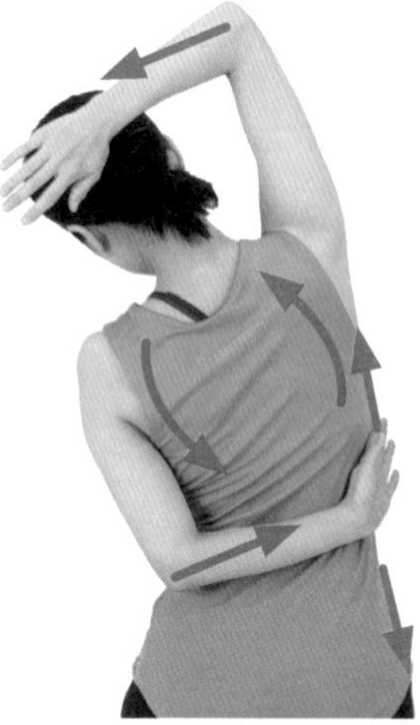

3

接下來，將身體彎向左側，確實伸展右側腋下，維持20秒。換邊進行相同的放鬆動作。

這個動作請左右交替，反覆進行3次。習慣之後，請將進行時間延長。針對左右兩側比較難以伸展的方向，盡量花時間慢慢地放鬆。

錯誤示範

轉動肩胛骨時只有手肘部位彎曲，沒有呈現90度直角、身體彎向一側時，臀部離開椅子都是錯誤動作。

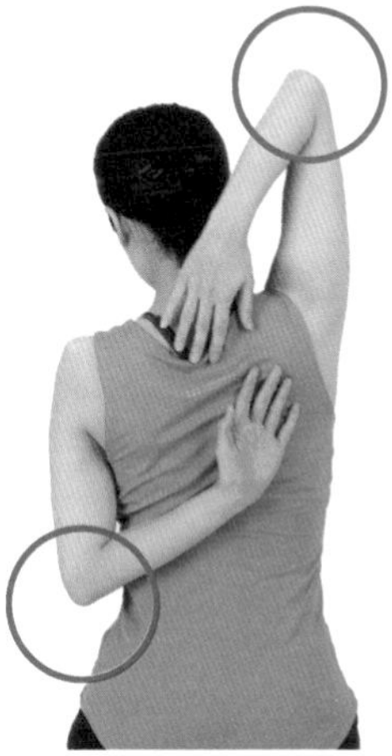

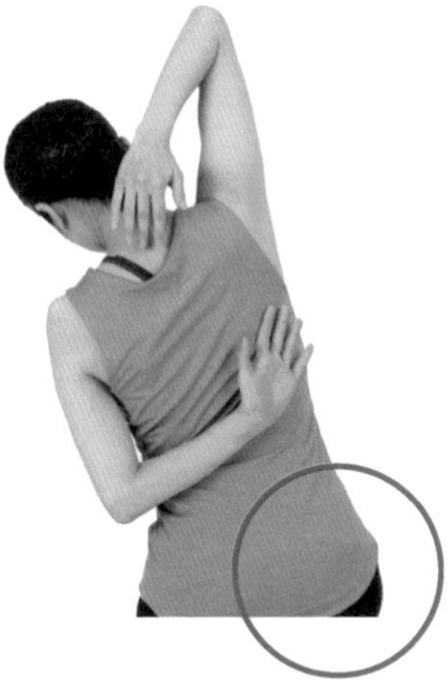

Chapter

16

對筋膜有益的生活習慣

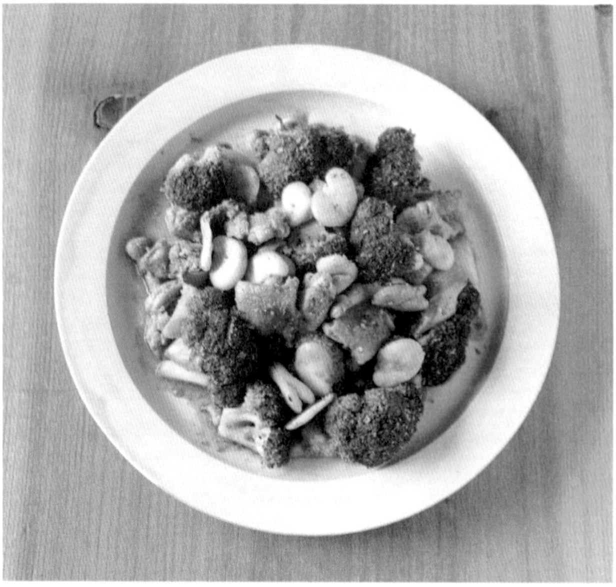

有益筋膜的營養補充品

有助於消解痠痛的營養素，是幫助製造肌肉和末梢神經所需能量的維他命B1，和能夠改善血液循環的維他命E。

維他命B1是水溶性維他命，不耐熱。過度攝取時會排出體外，因此不用擔心會有副作用。

維他命E是脂溶性維他命，植物油中含有豐富的維他命E，但因為容易氧化且不耐熱，所以通常會用在沙拉醬等產品，生鮮食物是有效的攝取方式。此外，如果和維他命C一起攝取，維他命C會提高維他命E的抗氧化作用，能達到更好的效果。

想要恢復疲勞緩和疼痛，那麼被稱為「恢復疲勞維他命」的維他命B1或檸檬酸最有效。此外，為了將乳酸排出體外，能促進血液循環的維他命E、讓受傷的末梢神經復原的維他命B12，促進軟骨再生，連結每個細胞，屬於結締組織成分之一的醣胺聚醣（舊稱：黏多醣）基礎成分的胺基葡萄糖（又稱：葡萄糖胺）商品，或是能改善全身代謝的軟骨素（鯊魚軟骨中的有效成分）等營養素，在消除身體疼痛方面都很有效。

如何從飲食中攝取均衡的營養素

均衡、充分的營養能從體內使肌膚變美。尤其是維他命A（肉類的肝臟、鮟鱇魚的肝臟、鰻魚、螢光烏賊、奶油、雞蛋等等）和蛋白質，在肌膚保濕功能發揮很大作用，應積極攝取。

此外，避免體重突然出現急遽變化。體重變化會讓皮膚無法應付伸展、縮小的情況，是形成皺紋的原因。應攝取適量的蛋白質、維他命A、B、C、E以及水分，並注意體重的控制。另外，保持品質良好的睡眠，並維持生長激素的分泌也非常重要。

在皮膚抗老化方面，改善生活習慣和均衡運動是很重要的關鍵，其他像是口服攝取或注射輔酶Q10等抗氧化物質也是有效方法。

1 膠原蛋白和彈性蛋白

膠原蛋白分為「動物性膠原蛋白」和「海洋性膠原蛋白」。動物性膠原蛋白包含雞翅、雞肉、雞皮、牛筋肉、軟骨、豬腳、豬耳朵等等。動物性膠原蛋白的特徵是耐熱、容易加工。海洋性膠原蛋白包含魚頭、魚骨頭、帶皮的魚、魚翅、鯊魚魚翅、鰈魚、蠑螺、海參等等。和動物性膠原蛋白相比，海洋性膠原蛋白比較好吸收，但是不耐熱，而且一旦加熱處理，缺點是海洋性膠原蛋白的分子結構容易混亂。此外，含有膠原蛋白的食物多半脂肪也很多，攝取時要特別注意。

話說回來，就算攝取了膠原蛋白，但肌膚的膠原蛋白就能煥然一新嗎？答案是「No」。

因為膠原蛋白是由巨大分子形成的蛋白質，所以即使是口服攝取，也會消化成胺基酸再被人體吸收，因此膠原蛋白不會直接從消化道被吸收。而胺基酸則是蛋白質的構成成分。分解後的胺基酸會優先合成為體內缺少的蛋白質。也就是說，若體內其他蛋白質不足，就無法形成膠原蛋白。不過從最近的研究中，發現攝取膠原蛋白可以改善膠原蛋白的代謝情況，再度合成膠原蛋白的機率提高了。

為了盡量合成膠原蛋白，平常就要確實攝取優良的蛋白質。由於多餘的糖分會阻礙膠原蛋白產生，所以要控制糖分的攝取。

此外，合成膠原蛋白必須利用維他命C（香芹、花椰菜或青椒等綠色蔬菜、芭樂、檸檬、葡萄柚、奇異果、草莓等）或鐵質。維他命C不足就無法合成正常的膠原蛋白。在攝取膠原蛋白等營養補充品時，必須一起攝取維他命C。

彈性蛋白存在於牛筋肉、雞翅、魩仔魚、柴魚片、紅豆等食物中。尤其是雞皮或是小魚乾，都是優質的彈性蛋白補充來源。

但是，動物性食品所包含的彈性蛋白，因為難溶於水，所以透過飲食攝取時，不太能夠知道這些養分在體內被吸收、利用到什麼程度。

一般認為在飲食中攝取的彈性蛋白，一旦在消化道分解後，可能就會被身體吸收，其分解物會作為合成彈性蛋白的原料。胺基酸因為有助活化合成彈性蛋白的細胞，所以補充胺基酸，不只能合成彈性蛋白，還會促使製造彈性蛋白分子的媒介的酵素合成。從這個意義上來看，或許還是有透過飲食來攝取彈性蛋白的價值。

另外，合成彈性蛋白必須利用維他命B2（雞蛋、納豆、柳葉魚、肉類的肝臟、鰻魚、起司、蠶豆等等）。

膠原蛋白和彈性蛋白會在睡眠中進行活化，建議大家在睡前攝取。

人體的生理時鐘在夜晚十二點左右是細胞分裂的高峰，在清醒狀態下，因為血液要運行到肌肉和腦部，肌膚進行新陳代謝的功能就會稍微不足。在晚上十點到十二點睡覺，讓血液大量流經肌膚，可以讓肌膚變成容易再生的狀態。

2　有助均衡攝取膠原蛋白和彈性蛋白的料理

花椰菜・蠶豆・蔥・芝麻味噌炒去骨雞翅

雞翅含有豐富的膠原蛋白和彈性蛋白。花椰菜含有幫助膠原蛋白吸收的維他命C。蠶豆含有提高彈性蛋白機能的維他命B2。芝麻含有幫助膠原蛋白吸收的鐵質。蔥含有維他命C和鐵質。味噌則包含蛋白質、碳水化合物、灰分、脂質、維他命及礦物質等十種以上整合身體所需的必需胺基酸。

以下是四人份的材料。

將250g去骨雞翅切小塊，用2小匙醬油、2小匙酒、2小匙蠔油調味。將半顆花椰菜分成小朵。將一根蔥斜切為1公分左右的蔥段。準備200g去豆莢的蠶豆。

在平底鍋放入1杯水，並加入少許鹽巴煮沸，接著放入花椰菜，煮熟後用篩子取出。蠶豆稍微燙過後去薄皮。

放入1大匙的沙拉油加熱平底鍋，放入雞翅翻炒。雞肉炒熟放入蔥和蠶豆拌炒，蔥變軟之後，加入剛剛煮過的花椰菜拌炒。

加入1／2大匙味噌、1小匙味醂、少許鹽巴調味，最後再加上2大匙白芝麻稍微翻炒。

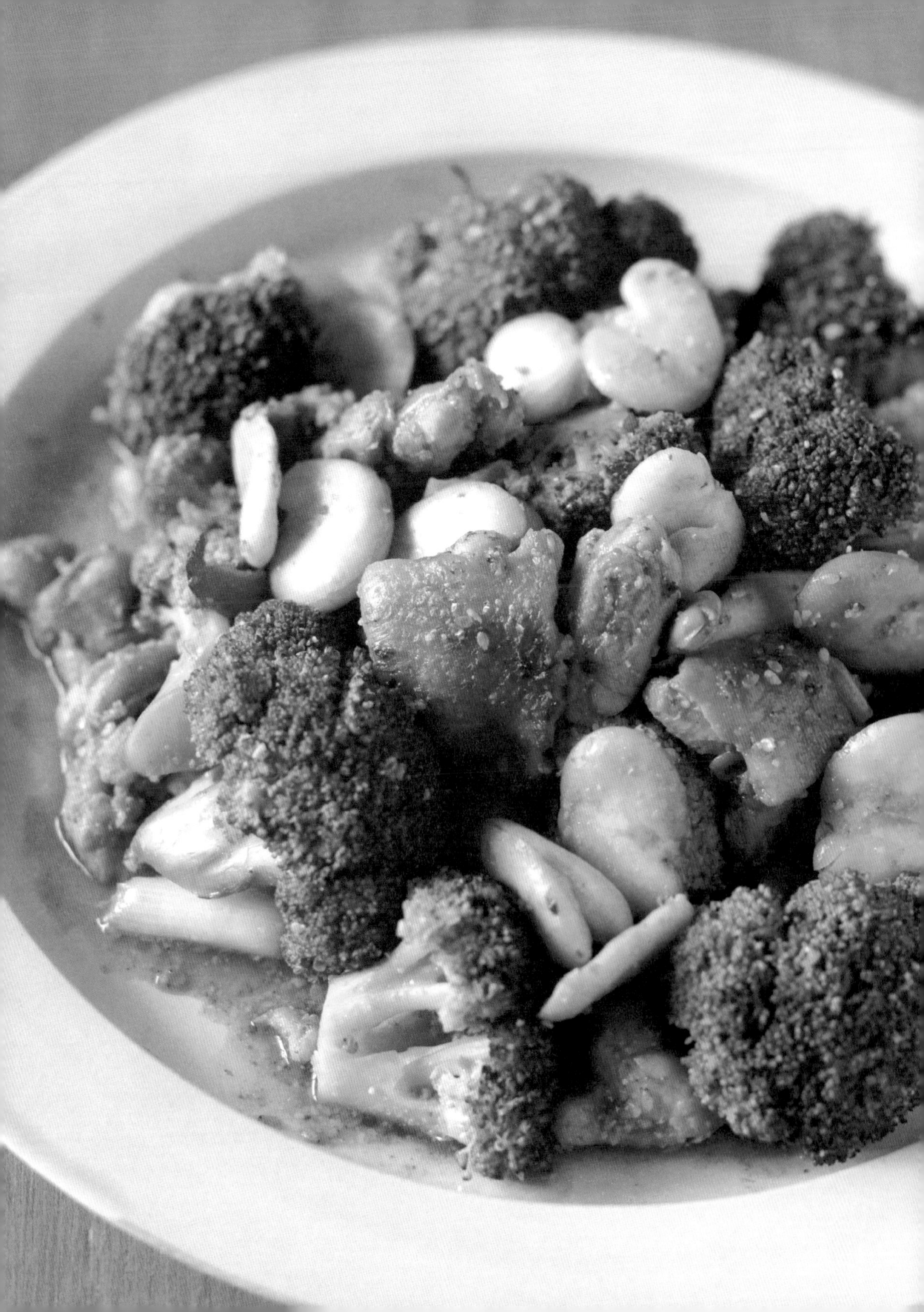

3　改善浮腫的飲食

一旦攝取過多鹽分，血液中的水分就會被擠壓到血管或淋巴管外，增加多餘的組織液，所以容易浮腫的人要避免攝取過多鹽分。

補充水分則要盡量在白天進行，減少在夜晚喝水。飲料最好盡量選擇溫的。按摩後為了幫助排出體內的老廢物質，可以喝兩杯左右的溫水。

此外，酒精會使血管脫水，如果飲酒過量，會使身體水分流失，血液濃度變高。要使變高的濃度下降，就必須讓水分進入血管中。此時進入血管中的水分有一部分會形成浮腫，所以要避免過度飲酒。

包含大量鉀的蔬菜或水果、以及大量維他命B1（豬肉、糙米、蕎麥、花生、大豆、鰻魚等等）的食物或海帶海藻類，可以使水分新陳代謝變順暢，所以要盡量攝取這些食物。辣的食物或重口味的食物會使淋巴液的濃度變高，導致淋巴管中的廢物難以排出體外。在飲食上要仔細斟酌蛋白質或礦物質（尤其是鉀、鈣、鎂等等）的均衡攝取。

月經前會浮腫的人，可攝取維他命B6（鰹魚、鮪魚、秋刀魚、鮭魚、肉類的肝臟、香蕉、地瓜等等）有效改善這個問題。此外，過度攝取鉀則可能出現腎功能障礙等嚴重問題，必須特別注意。

日常生活的注意事項

要重視且保持肌肉活動和休息的平衡，避免長時間肌肉疲勞或採取相同姿勢。請盡量避免擺出下巴往前的駝背姿勢，或是長時間將手臂往上舉的動作。照鏡子化妝、像是讓下巴往前一樣在桌子上托腮、下巴往前打手機簡訊、長時間對著電腦、靠近電視以下巴往前的姿勢看電視、用餐時沒有把碗盤拿起來，而是低頭以嘴巴靠近、長時間閱讀或操作鍵盤、燙衣服、開車……這些動作都要盡量避免。

一般而言，相同姿勢維持一個小時以上，筋膜就會有僵硬的傾向。

體重太胖也不行。肥胖會使肌肉下垂，對腰椎造成負擔。請計算看看自己的身體質量指數BMI（body mass index）＝體重（kg）除以身高（m）的平方。

在WHO（世界衛生組織）的分類中，BMI數值

未滿 18.5 為體重過輕

18.5～24.9 為正常範圍

25.0～29.9 為體重過重

30.0～34.9 為輕度肥胖

35.0～39.9 為中度肥胖

40.0 以上為重度肥胖

對從事辦公室工作或經常開車的人而言，經常活動身體也是很重要的事。此外，請盡量在工作空檔中，安排固定間隔的休息時間，並預留活動身體的時間。

不論是日常生活或工作時間，都必須讓自己有自覺地做出正確姿勢，有自覺之後就多加活動身體，經常進行本書所介紹的筋膜伸展，並養成習慣，這點非常重要。有自覺地進行，慢慢地在無意中也能開始進行這些動作。

熱敷還是冰敷？

筋膜伸展時，緩和肌肉的緊繃、促進血液循環是很重要的一件事。針對慢性僵硬的情況，因為血液循環的功能低落，所以基本上要採取熱敷。透過熱敷，讓人體增加熱能，產生改善循環或減輕疼痛等生理反應。

在日常生活中，泡澡使身體慢慢暖和，尋求精神上的放鬆也很有效果。

但是，如果腰部或肩膀的疼痛突然變嚴重、發腫，或發熱時，熱敷反而會造成反效果。所以也必須善用涼感貼布或冰塊進行冰敷。

泡澡有溫浴、高溫浴和微溫浴三種方式。

39～42度的水溫稱為「溫浴」，這是最有效的放鬆溫度。水溫41度左右、大約20分鐘的全身浴是理想狀態。透過溫浴可以促進血液循環，提高新陳代謝，去除頸部或肩膀的疲勞物質。

42度以上的水溫稱為「高溫浴」。這個溫度可以使交感神經發揮作用，促進新陳代謝，幫助排出疲勞物質。由於流汗也可以排出老廢物質，所以可以消除身體疲勞恢復精神。高溫浴適合早上起床後的淋浴或是浸泡足湯。這個溫度的全身浴會使血液黏度上升，有高血壓的人最好避免。

37～39度的水溫稱為「微溫浴」。這是適合半身浴的溫度，會使副交感神經處於優勢，所以可以使身體放鬆，促進睡眠。但因為是半身浴，所以也會使肩膀發冷，泡澡時必須用溫毛巾披在肩膀上。

結語

大家看到這裡覺得如何呢？

在本書中，我介紹了可以自己在家進行的筋膜伸展動作。不需要像做伸展運動那樣用力。最重要的一點，就是以自己覺得舒服的程度，感覺像是要把僵硬的筋膜像奶油融解一樣融化鬆開。

雖然一個一個去做很花時間，但是效果一定會出現。

身為物理治療師也是醫學博士的我，以解剖學・生理學・運動學這些醫學知識為基礎編寫本書。本書和坊間的書籍不同，是由高度科學根據內容組成，大家可以放心進行這些動作。

但是，如果出現受傷、生病，或是疼痛加重的情況，請記得去醫院接受檢查，和醫師討論病情。

本書包含許多筋膜伸展的動作，可能有人會擔心自己究竟該做哪些動作？請大家從自己喜歡的動作開始，試著從能做到的動作開始進行。

最重要的就是要持之以恆。

因為這樣才可以鬆解長年下來歪斜的筋膜。不要勉強進行，也不用一鼓作氣做到底，請慢慢地花時間持續進行。

每個人的效果不同，但是持續進行兩星期後，就會感覺自己的身體比較容易活動。

接著再持續進行兩星期，周圍的人都會慢慢察覺你的變化。

此時請繼續進行下去，不要停止。

我希望大家可以藉由筋膜伸展，重新恢復身體的平衡，調整歪斜、鬆弛或身體不適的狀況。

作者介紹

竹井仁（Takei Hitoshi）

日本物理治療師、醫學博士
OMPT（Orthopedic Manual Physical Therapist，骨科徒手物理治療師）、FMT（Fascial Manipulation Teacher，筋膜手法治療師）、GPTH（Golf Physio Therapist，高爾夫物理治療師）

一九八七年開始擔任物理治療師。一九九七年筑波大學研究所碩士課程修畢（復健醫學碩士）。二〇〇二年取得東邦大學研究所醫學研究科醫學博士（解剖學）學位。

目前為首都大學東京研究所　人間健康科學研究科物理治療科學領域暨健康福祉學部物理治療學科教授。日本物理治療師協會專門物理治療師（基礎系、肌肉骨骼系統、內部器官障礙系）。國家考試合格認定物理治療師（徒手物理治療）。公益社團法人東京都物理治療師協會副會長、公益社團法人日本物理治療師協會肌肉骨骼系統物理治療分科學會副代表、公益社團法人日本物理治療師協會徒手物理治療部門秘書長、日本徒手物理治療學會理事長。專門領域為徒手物理治療、運動學、神經肌肉骨骼關節疾病。同時也在骨科診所從事物理治療工作。

曾參與一百二十檔以上的電視節目，內容是以醫學知識為基礎的調整身體技法，包含「ここが聞きたい!名医にQ」、「世界一受けたい授業」、「所さんの学校では教えてくれないそこんトコロ」、「主治医が見つかる診療所」、「きょうの健康」、「モーニングバード」、「あさイチ」、「あさチャン」、「健康カプセル!ゲンキの時間」、「林修の今でしょ!講座」、「林先生が驚く初耳学」、「所さんの目がテン!」、「ためしてガッテン」、「チョイス@病気になったとき」等節目。也曾接受兩百本以上的各類雜誌訪問。

主要著作超過六十本，包含「触診機能解剖カラーアトラス」（単著、文光堂）、「系統別治療手技の展開改定第3版」（編集共著、協同医書出版）、「運動療法学」（共著、金原出版）、「運動学」（共著、中外医学社）、「筋膜マニピュレーション」（単訳、医歯薬出版）、「運動機能機能障害症候群のマネジメント」（監訳、医歯薬出版）、「続 運動機能機能障害症候群のマネジメント」（監訳、医歯薬出版）、「運動療法・徒手療法ビジュアルポケットガイド」（単訳、医歯薬出版）、「人体の張力ネットワーク 膜・筋膜 最新知見と治療アプローチ」（監訳、医歯薬出版）、ビジュアル版筋肉と関節のしくみがわかる事典（監修、西東社）、「たるみリセット」（単著、ヴィレッジブックス）、「不調リセット」（単著、ヴィレッジブックス）、「顔たるみとり」（単調、講談社）、「正しく理想的な姿勢を取り戻す 姿勢の教科書」（単著、ナツメ社）、「肩こりの9割は自分で治せる」（単著、イースト・プレス）、「自分でできる！ 筋膜リリースパーフェクトガイド」（単著、自由国民社）等等。

Note

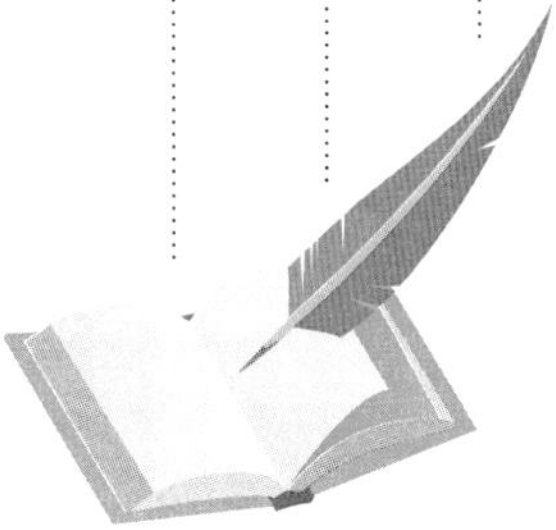

國家圖書館出版品預行編目資料

筋膜系統伸展全書：日本筋膜博士教你解決下肢浮腫、小腹凸出、頸椎僵直、腰酸背痛、慢性疲勞！／竹井仁著；邱顯惠譯. -- 初版. -- 新北市：世茂, 2018.09
面； 公分. --（生活健康；B441）
ISBN 978-957-8799-31-8（平裝）

1.肌筋膜放鬆術　2.運動健康

418.9314　　107010603

生活健康 B441

筋膜系統伸展全書：日本筋膜博士教你解決下肢浮腫、小腹凸出、頸椎僵直、腰酸背痛、慢性疲勞！

作　　者／竹井仁
譯　　者／邱顯惠
主　　編／陳文君
責任編輯／曾沛琳
封面設計／林芷伊
出 版 者／世茂出版有限公司
地　　址／（231）新北市新店區民生路 19 號 5 樓
電　　話／（02）2218-3277
傳　　真／（02）2218-3239（訂書專線）·（02）2218-7539
劃撥帳號／19911841
戶　　名／世茂出版有限公司
世茂網站／www.coolbooks.com.tw
排版製版／辰皓國際出版製作有限公司
印　　刷／祥新印刷股份有限公司
初版一刷／2018 年 9 月
　　三刷／2020 年 2 月

I S B N／978-957-8799-31-8
定　　價／360 元